名誉顾问　韩雅玲

主　审　周玉杰　张抒扬

主　编　史冬梅　柴　萌

益心论道

心血管疑难重症病例精析

DIFFICULT AND CRITICAL CASES IN CARDIOVASCULAR DISEASES

中国科学技术出版社

·北　京·

图书在版编目（CIP）数据

心血管疑难重症病例精析：益心论道 / 史冬梅，柴萌主编 . — 北京：中国科学技术出版社，2022.8

ISBN 978-7-5046-9537-6

Ⅰ . ①心… Ⅱ . ①史… ②柴… Ⅲ . ①心脏血管疾病 — 疑难病 — 病案 Ⅳ . ① R54

中国版本图书馆 CIP 数据核字 (2022) 第 054181 号

策划编辑	池晓宇　焦健姿	
责任编辑	史慧勤	
装帧设计	佳木水轩	
责任印制	徐　飞	

出　　版	中国科学技术出版社
发　　行	中国科学技术出版社有限公司发行部
地　　址	北京市海淀区中关村南大街 16 号
邮　　编	100081
发行电话	010-62173865
传　　真	010-62179148
网　　址	http://www.cspbooks.com.cn

开　　本	787mm×1092mm　1/16
字　　数	210 千字
印　　张	14.5
版　　次	2022 年 8 月第 1 版
印　　次	2022 年 8 月第 1 次印刷
印　　刷	运河（唐山）印务有限公司
书　　号	ISBN 978-7-5046-9537-6 / R·2882
定　　价	168.00 元

编著者名单

名誉顾问　韩雅玲

主　　审　周玉杰　张抒扬

主　　编　史冬梅　柴　萌

副 主 编　（以姓氏笔画为序）

马东星　田新利　吴　元　陈立颖　商丽华

编　　者　（以姓氏笔画为序）

丁耀东　首都医科大学附属北京安贞医院

马　为　北京大学第一医院

马文英　首都医科大学附属北京友谊医院

马东星　中国人民解放军总医院第三医学中心

王　妍　北京大学第三医院

王　欣　首都医科大学附属北京朝阳医院

王　亮　中国医学科学院北京协和医院

王　健　中国医学科学院北京协和医院

王方芳　北京大学第三医院

王立新　中国人民解放军总医院第三医学中心

王宇玫　中国人民解放军总医院第四医学中心

王建旗　首都医科大学附属北京同仁医院

王韶屏　首都医科大学附属北京安贞医院

尹春琳　首都医科大学宣武医院

孔　畅　中国医学科学院北京协和医院

叶益聪　首都医科大学附属北京安贞医院

田新平　中国医学科学院北京协和医院

田新利　中国人民解放军总医院第七医学中心

史冬梅　首都医科大学附属北京安贞医院

曲　涛　航天中心医院

刘心遥　首都医科大学附属北京同仁医院

刘永太　中国医学科学院北京协和医院

刘颖娴　中国医学科学院北京协和医院

孙　昊　首都医科大学附属北京朝阳医院

李月平　首都医科大学附属北京安贞医院

杨绳文　首都医科大学附属北京朝阳医院

肖　洁　首都医科大学附属北京同仁医院

肖铁卉　中国人民解放军总医院第二医学中心

吴　元　中国医学科学院阜外医院

吴　炜　中国医学科学院北京协和医院

吴晓霞　中国人民解放军总医院第三医学中心

张　宁　首都医科大学附属北京安贞医院

张　莉　美国托马斯·杰斐逊大学西德尼·基梅尔医学院

张　峻　中国医学科学院阜外医院

张　萍　清华长庚医院

张　媛　北京大学第三医院

张海涛　空军特色医学中心

张琳琳　首都医科大学附属北京安贞医院

陈　宇　中国人民解放军总医院第六医学中心

陈立颖　首都医科大学附属北京安贞医院

陈江天　北京大学人民医院

陈牧雷　首都医科大学附属北京朝阳医院

易铁慈　北京大学第一医院

金琴花　中国人民解放军总医院第一医学中心

赵楠楠　首都医科大学附属北京世纪坛医院

柳志红　中国医学科学院阜外医院

侯翠红　中国医学科学院阜外医院

柴　萌　首都医科大学附属北京安贞医院

徐昕晔　北京大学第三医院

高　炬　航天中心医院

高焱莎　中日友好医院

曹欣欣　中国医学科学院北京协和医院

盛　莉　中国人民解放军总医院第二医学中心

笪宇威　首都医科大学宣武医院

商丽华　清华大学第一附属医院

董　哲　中日友好医院

蒋　捷　北京大学第一医院

韩江莉　北京大学第三医院

程姝娟　首都医科大学附属北京安贞医院

曾　勇　首都医科大学附属北京安贞医院

内容提要

　　本书收集了来自 20 余家医院的数十例心血管疑难重症病例。每个病例均包含基本临床资料、总结、知识点拓展及参考文献。这些医院包括：首都医科大学附属北京安贞医院、中国医学科学院阜外医院、中国医学科学院北京协和医院、解放军总医院、北京大学第一医院，北京大学第三医院、北京大学人民医院、首都医科大学附属北京友谊医院、首都医科大学附属北京同仁医院、首都医科大学宣武医院、首都医科大学附属北京朝阳医院、首都医科大学附属北京世纪坛医院、中日友好医院、清华长庚医院、清华大学第一附属医院、航天中心医院及空军特色医学中心等优秀的医疗机构。

　　此书通过深入浅出的分析探讨，帮助读者提高临床诊断治疗思维，获得新知识、新启发，适合心血管专业的临床医师、临床医学生及科研人员分享借鉴，共同进步。

前　言

2016 年 8 月，北京心血管疾病防治研究会成立了"益心论道"这一心血管疑难重症罕见病分会，为志同道合的心血管精英医师搭建了一个共同促进、共同成长的平台。"益心论道"这个名字也是我们的美好心愿，"益心"就是期望永远以患者为中心，使患者心血管得到获益；"论道"则是期望分会成员开展学术交流和探讨，共同学习及成长。时光飞逝，如今"益心论道"分会已成立 5 年了，在此期间进行了 30 余场疑难重症罕见病例讨论会，场场会议座无虚席，与会专家对每个病例抽丝剥茧、层层递进的分析，使所有参与者都获益良多。有的病例离奇罕见，有的病例惊心动魄，有的病例教训深远，这些病例至今仍时常浮现在我的脑海里，提醒我在临床工作中要时刻警醒，拓宽思路。

近 5 年来，很多专家建议我，"这么好的病例，何不与全国各地的临床医生一起分享，共同进步"，其实这也是我们"益心论道"分会创办的初心，于是我们从 30 余场病例讨论会中挑选了最具代表意义的 26 个病例，汇编成这部《心血管疑难重症病例精析：益心论道》。我们尽力完善了每个病例的基本临床资料，设置了知识点拓展，并加入了最新的指南及专家共识，最后进行总结归纳。本书适合所有从事心血管专业的科研人员、临床医生及医学院校师生学习参考，希望读者能够通过这些病例不断提高临床诊断治疗思维，获取新知识、新启发。

此外，要特别感谢首都医科大学附属北京安贞医院纪智礼书记、张宏家院长、周玉杰常务副院长对本书出版的大力支持，更要感谢北京心血管疾病防治研究会"益心论道"分会全体成员和韩红亚主任的鼎力相助。但由于收录病例有限,加之各病例解析角度有所差异,书中可能存在疏漏或偏颇之处,敬请各位同道不吝批评指正。

首都医科大学附属北京安贞医院
老年心血管病中心主任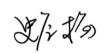

目　录

沉重的心跳
（罕见的遗传性血色病）

患者，女性，30岁，因"憋喘、水肿10年，加重半年"而入院。

【现病史】

患者于2008年11月孕30周时逐渐出现喘憋、双下肢水肿伴乏力，血常规：血红蛋白38～52g/L，诊断"巨幼红细胞贫血"（营养性大细胞性贫血），曾口服叶酸和维生素 B_{12}，10年来累计输血15单位，但仍间断双下肢水肿、头晕、乏力。患者2018年2月起憋喘逐渐加重，近半月需端坐体位入睡，双下肢水肿逐渐进展至腰骶部，并出现腹围增加。

【既往史】

入院前2年因"口干、多饮、多尿"查随机血糖22mmol/L，诊断"糖尿病"，胰岛素治疗过程中多次发作低血糖。剖宫产术后，育有1女，体能及智力发育正常。闭经2年。

【入院查体】

血压87/54mmHg，心率108次/分，端坐呼吸，颈静脉怒张，双下肺湿啰音，奔马律，腹膨隆，肝肋下9cm，剑下3cm，脾肋下4cm，肝脾区压痛及移动性浊音（＋），双下肢重度可凹性水肿。

【辅助检查】

1. 心力衰竭评估

血气：PO_2 59mmHg ↓。生化：白蛋白（Alb）33g/L ↓，尿酸（UA）746μmol/L ↑，肌酐 96μmol/L，总胆红素（TBil）18.1μmol/L，肌钙蛋白 I（cTnI）0.08μg/L，N 端脑利尿钠肽前体（NT-proBNP）8177pg/ml ↑。心电图：窦速，肢导联低电压，胸导联 R 波递增不良，多导联 T 波低平或倒置（图 1-1）。超声：扩张型心肌病变，射血分数 32.8%，E/E' 20.8，三尖瓣重度反流，中至重度肺高压（肺动脉收缩压 74mmHg），主肺动脉增宽，下腔静脉及肝静脉增宽，中等量心包积液（图 1-2）；肝脾大，双侧胸腔及腹腔积液。心脏磁共振（CMR）：室壁运动弥漫减低，左心室射血分数 31.2%，心排血量 7.1L/min，右心室射血分数 28.1%，心排血量 6.7L/min；延迟扫描见左心室和室间隔心肌信号弥漫增高，心肌内点、线样更高信号；T_1 mapping 定量，感兴趣区内平均值 808.0 ↓（图 1-3）。

2. 贫血评估

血常规：白细胞 3.70×10^9/L ↓，血红蛋白（HGB）67g/L ↓，平均红细胞体积（MCV）114.4fl ↑，血小板 273×10^9/L；溶血相关：尿 Rous 试验、

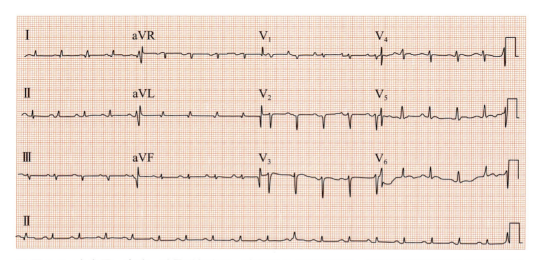

▲ 图 1-1　心电图：窦速，肢导联低电压，胸导联 R 波递增不良，肢体导联及胸导联 T 波低平或倒置

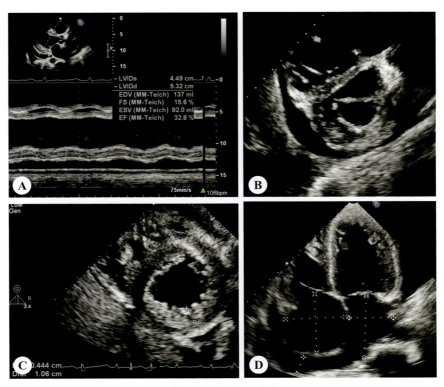

▲ 图 1-2　超声心动图

A. 左心室壁运动弥漫减低，射血分数 32.8%；B. 肺动脉高血压导致左心室受压呈 D 字征；C. 心尖部较多肌小梁，疏松层和致密层之比 1.06/0.44；D. 全心扩大，左心室侧壁及右心房顶较多心包积液

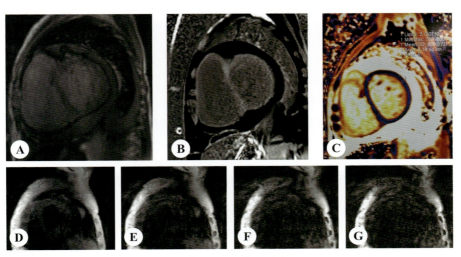

▲ 图 1-3　心脏磁共振

延迟扫描见左心室及室间隔心肌信号弥漫增高，心肌内点、线样更高信号（B）；T_1 mapping 定量：感兴趣区内平均 808.0（C）；T_2 STAR 8 echo 序列，自第 3 回声时，心肌组织信号已衰减消失（D 至 G）

Coombs 试验、红细胞渗透性、葡萄糖 –6– 磷酸酶（–）；造血相关：网织红细胞（RET）0.0212 ↑；总铁结合力（TIBC）30μmol/L（169μg/dl）↓，铁饱和度（TS）0.977 ↑，铁蛋白（Fer）4516μg/L ↑，维生素 B_{12} ＞ 1107pmol/L（1500pg/ml）↑，血清铁（Fe）30μmol/L（168.1μg/dl）↑，血清叶酸（SFA）＞24.00ng/ml ↑；促红细胞生成素（EPO）＞ 776.00U/L ↑；血 M 蛋白（–）。血红蛋白电泳、法布里病、戈谢病、尼曼匹克病酶学检测、地中海贫血基因筛查均为阴性。血涂片：红细胞大小不等，可见大红细胞。骨髓涂片：增生活跃，粒：红 =1.08：1，红系早、中幼红细胞比例增高，可见大红细胞，环形铁粒幼红细胞占 16%（图 1-4）。诊断骨髓增生异常综合征——难治性贫血伴环形铁粒幼红细胞增多。染色体检测结果：46, XX（15）；骨髓流式细胞学：粒系、红系轻度病态，未见明显异常原始细胞；骨髓 FISH：8 号染色体三体、急性白血病基因突变及先天性角化不良基因突变（–）。

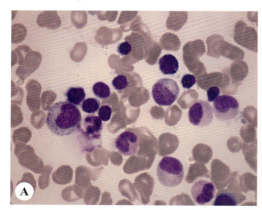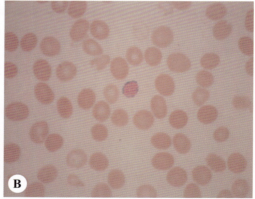

▲ 图 1-4　骨髓细胞学检查（1000×）

A. 吉姆萨染色示粒、红系比为 1.08；B. 普鲁士蓝染色显示环形铁粒幼红细胞

3. 内分泌评估

甲状腺：促甲状腺激素（TSH）35.922mU/L ↑，T_4 53.79nmol/L（4.17μg/dl），T_3 1.3nmol/L（0.851ng/ml）；胰腺：纤维蛋白原（FBG）12.6mmol/L ↑，餐后 2 小时血糖（PBG）15.9mmol/L ↑，糖化血红蛋白（HbA1c）8.7% ↑，尿微量白蛋白肌酐比值（ACR）603mg/g Cr ↑；性腺：卵泡刺激素（FSH）0.38U/L，

雌二醇（E_2）72pmol/L（19.78pg/ml），孕酮（P）1.4nmol/L（0.44ng/ml），睾酮（T）3.5nmol/L（0.10ng/ml），黄体生成素（LH）< 0.2U/L，催乳素（PRL）1.06nmol/L（23.20ng/ml）（绝经后水平）。

4. 肝脏 MRI

肝脏饱满，肝脏、胰腺及垂体弥漫异常信号，符合铁异常沉积改变；脾脏饱满伴多发点状低信号（图 1-5）。

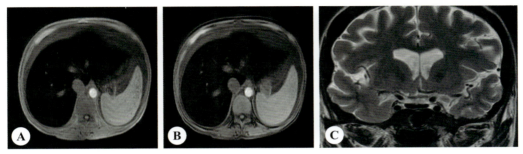

▲ 图 1-5　**A 和 B.** 肝脏 LAVA 序列，**in-phase** 及 **out-phase** 均呈极低信号，提示肝脏铁沉积；**C.** 垂体呈极低信号，提示垂体铁沉积

血液科专业组查房考虑患者为铁粒幼红细胞性贫血。此后经全外显子组测序在患者的网织红细胞中发现一种新的 *ALAS2* 基因杂合突变，位于 8 号外显子。患者遗传性铁粒幼红细胞性贫血诊断明确，由于继发血色病导致多器官功能障碍：心脏铁超载→心力衰竭，肝脏铁沉积→肝大，垂体受累→闭经，胰腺含铁血黄素沉积→外分泌功能受损→糖尿病。

【诊疗经过】

原发病方面：予维生素 B_6、维生素 B_1、地拉罗司 375mg，每天 1 次驱铁、间断输血，血红蛋白浓度波动在 70g/L。心力衰竭方面：袢利尿药联合托伐普坦利尿、地高辛强心、胸腔积液引流，此后逐渐加用小剂量抗心力衰竭利尿药、β 受体阻滞药和血管紧张素转换酶抑制药"金三角"类药物。糖尿病方面，予"三短一长"胰岛素控制血糖。患者体重从 56.5kg 降至 46.5kg，双下肢可凹性水肿较前明显减轻，心功能改善出院。

【预后】

3 个月后随访稳定。但因经济原因患者 6 个月后自行停用驱铁及抗心力衰竭药，此后迅速进展至顽固心力衰竭抢救无效去世。

【总结及知识拓展】

青年女性，慢性病程，多系统受累。临床表现为心力衰竭、贫血、肝脾大及多发内分泌功能改变。心脏辅助检查提示全心大，左心室运动弥漫减低，左心室收缩及舒张功能下降；右心室受累伴肺高压；浸润性心肌病变，心肌弥漫延迟强化不伴心肌水肿；中量心包积液。从浸润性心肌病变角度鉴别诊断如下。

1. 遗传代谢性疾病

如糖原贮积病，常染色体隐性遗传，主要表现为肝大、低血糖，还可出现肌肉萎缩、肌张力低下、运动障碍等。可分为多种亚型，Ⅰa 型会出现葡萄糖 –6– 磷酸酶缺乏。戈谢病：由于葡糖脑苷脂沉积、单核巨噬细胞过度增殖所致，常出现发育迟缓、肝大、脾亢等。溶酶体病，如黏多糖贮积症：由于溶酶体水解酶缺陷导致，患儿多早亡。临床上分为 7 型，一共有 11 种酶，目前除 MPS-ⅢC、MPS-ⅢD 和 MPS-Ⅸ外均可检测，MPS-Ⅱ 为 X 连锁隐性遗传，其余为常染色体隐性遗传。法布里病：由于 α– 半乳糖苷酶 A 缺乏，造成脑苷脂、神经节苷脂或鞘磷脂在溶酶体中贮积，常表现为肢痛、血管角质瘤、晶状体浑浊、肾病。Danon 病：X 连锁显性遗传性溶酶体病，以肥厚型心肌病、骨骼肌病和智力障碍三联征为主要临床表现。患者智力、肌肉骨骼发育正常，上述遗传代谢性疾病相关基因检测阴性，均不支持。

2. 淀粉样变

常见如轻链型和 TTR 型淀粉样变，患者无 M 蛋白，CMR T_1 mapping 值不高，可除外。

3. 血色病

血色病的特征为包括心脏、肝脏、胰腺在内的实质脏器铁吸收和沉积增加。患者除心脏受累外突出特点为血液系统（重度贫血、肝脾大）及内分泌受累（早发糖尿病伴反复发作低血糖、闭经、甲状腺功能减退），进一步肝脏磁共振提示 LAVA 序列极低信号，是肝脏铁超载的特征表现。因此心力衰竭病因应考虑铁超载。

机体内正常铁含量为 3～4g，包括循环红细胞内的血红蛋白，约 2.5g；含铁蛋白，如肌红蛋白、细胞色素和过氧化氢酶，约 400mg；血浆中与转铁蛋白结合的铁，3～7mg；其余以铁蛋白或含铁血黄素形式存在的贮存铁，成年男性约 1g 贮存铁（主要在肝脏、脾脏和骨髓）[1]。符合下列标准考虑存在铁超载：空腹转铁蛋白饱和度＞ 0.45；男性血浆铁蛋白水平＞ 300µg/L，女性大于 200µg/L。本例患者转铁蛋白饱和度 0.977，铁蛋白 4516µg/L，达到血色病诊断标准[2]。

铁超载病因分类如下[3]。

(1) 遗传性血色病：隐性遗传，北欧血统人群患病率 1/400，由导致肠道铁吸收增加的 HFE 基因突变所致。患者常存在糖尿病、青铜色皮肤改变和（或）肝炎或肝硬化的证据，高达 15% 的患者首发表现为心脏受累。患者遗传性血色病相关基因检测阴性，不支持。

(2) 继发性血色病：铁摄入增加，如异食癖导致口服铁增加，地中海贫血等原因导致的多次输血等。摄入正常但吸收增加，如遗传性铁粒幼细胞贫血导致的无效红细胞生成增多。特征包括骨髓中环形铁粒幼细胞增多、全身铁过载、可伴共济失调、线粒体肌病、糖尿病等。这类患者往往存在重度贫血，红细胞大小不均，骨髓涂片提示红系和粒系减少伴功能缺陷；符合骨髓增生异常综合征（myelodysplastic syndrome，MDS）伴难治性贫血的特点。MDS 是一组异质性恶性造血干细胞疾病，特征包括血细胞异型增生、无效造血，以及程度不一的急性白血病转化风险。MDS 共有 6 种亚型，其中第 2 型为难治性贫血伴环形铁粒幼红细胞增多，以骨髓中环形铁粒幼细胞增多为特征；其诊断应满足难治性贫血的所有标准，且环形铁粒幼细胞＞15%。综上，患者考虑为无效造血导致的继发性血色病。

铁沉积可导致以心力衰竭和传导阻滞为特征的扩张型心肌病变。病程可分为第一阶段：无症状或轻度心力衰竭症状，限制性舒张功能减低；第二阶段：射血分数下降至终末期心力衰竭。静脉放血治疗可逆转左心室功能不全，但疾病晚期会出现不可逆的心功能障碍。此外，患者常合并瓣膜病变、心律失常及各种房室传导阻滞等。常见心脏影像表现包括向心性或无症状的轻中度左心室肥大、进行性加重的左心室重构，常可继发左心室心肌致密化不全[3]。心脏磁共振上铁超载呈特征性改变：①延迟钆显像序列可见心肌信号弥漫增高，心肌内点、线样更高信号，提示金属沉积；② T_1 mapping 值显著下降；③ T_2 STAR 序列心肌组织信号迅速衰减（＜20ms）。该患者左心室心肌弥漫延迟强化，T_1 mapping 值仅 808 分，T_2 STAR ＜20ms，符合心肌铁超载。

本例患者影像学特征为浸润性心肌病变，且为收缩性心力衰竭合并限制性舒张功能减退，既有可能是原发性心肌病，也有可能是继发性心肌病。按照心肌病分类共识对病因进行鉴别诊断时[4]，应重点观察有无心脏外的其他脏器受累。其中跟遗传相关的可能病因包括肌节蛋白（如肌钙蛋白 I）突变、家族性淀粉样变性（如转甲状腺素蛋白突变、弹性假瘤、法布里病、糖原贮积症）和血色病；非遗传相关的可能病因包括轻链型淀粉样变心脏受累、系统性硬化、嗜酸细胞心内膜炎、特发性心内膜心肌纤维化、类癌心脏病、心脏转移癌、放射治疗或化学治疗相关心肌病等[4, 5]。本例患者除心力衰竭外，贫血和内分泌腺受累突出，为迅速锁定病因提供了重要线索。此后，通过骨穿和基因测序明确病因学诊断，通过磁共振等影像学手段明确了受累脏器范围，并由心内科和血液科医生通力协作制订了后续治疗方案。

（刘颖娴　曹欣欣　王　健　著，商丽华　审）

参考文献

[1] Gulati V, Harikrishnan P, Palaniswamy C, et al. Cardiac involvement in hemochromatosis [J]. Cardiol Rev, 2014 (22):56–68.

[2] Bacon BR, Adams PC, Kowdley KV, et al. Diagnosis and management of hemochr–omatosis: 2011 practice guideline by the American Association for the Study of Liver Diseases [J]. Hepatology, 2011(54):328–343.

[3] Díez-López C, Comín-Colet J, González-Costello J. Iron overload cardiomyopathy:from diagnosis to management [J]. Curr Opin Cardiol, 2018 (33):334–340.

[4] Elliott P, Andersson B, Arbustini E, et al. Classification of the cardiomyopathies:a position statement from the European Society Of Cardiology Working Group on Myocardial and Pericardial Diseases [J]. Eur Heart J, 2008 (29):270–276.

[5] Sweet ME, Mestroni L, Taylor MRG. Genetic infiltrative cardiomyopathies [J]. Heart Fail Clin, 2018 (14):215–224.

2 罕见的心肌损伤

患者，男性，34岁，以色列人，主因"间断胸闷、憋气3d"入院。入院3d前乘飞机来京，下飞机后间断胸闷、憋气，每次持续数小时，发作与活动无关，无胸痛、放射痛，无头晕、头痛，无恶心呕吐，未特殊治疗。入院前10h至笔者所在医院急诊就诊。患者自发病以来，精神亢奋，饮食、睡眠极差。

【既往史】

哮喘病史30余年，规律应用吸入药物治疗。否认高血压史、高脂血症、糖尿病病史，否认肾功能不全，否认周围血管病史，否认脑血管病史。否认肝炎结核传染病病史，否认输血史，否认食物及药物过敏史，否认外伤手术史。2个月前曾于印度居住。

【入院查体】

体温36.0℃，脉搏114次/分，呼吸24次/分，血压140/100mmHg。神志清楚，精神亢奋，阵发肢体颤动。双肺呼吸音粗，双肺未闻及干湿啰音，无胸膜摩擦音。心脏：心界不大，心率114次/分，律齐，未闻及杂音。腹平坦，腹软，无压痛。

双上肢肌力 V 级、双下肢肌力 III 级，双膝部可见皮下瘀斑，双下肢无水肿。

【辅助检查】

1. 心电图

广泛导联 ST 段压低，见图 2-1。

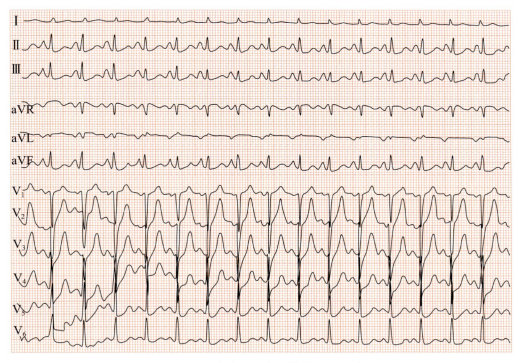

▲ 图 2-1　心电图示广泛导联 ST 段压低

2. 超声心动图

左心室射血分数（LVEF）43%，各房室腔内径正常，左心室各壁基底一中间段运动减低。

3. 心肌酶

肌钙蛋白 I（cTNI）1.24μg/L。

4. 入院时血气分析

pH 7.42；$PaCO_2$ 32mmHg；PaO_2 104mmHg；SaO_2 98%。

5. 入院血常规及生化检测

检测结果见表 2-1 和表 2-2。

表 2-1　入院血常规检测结果

指　标	09-14（急诊）	09-15	09-16	09-17	09-18
白细胞（10^9/L）	9.66	10.60	—	18.22	12.5
中性粒细胞（%）	82.8	74	—	83.4	82.4
血红蛋白（g/L）	157	159	—	200	182
血细胞比容（%）	44.3	45.9	—	55.2	52.4
血小板（10^9/L）	245	301		388	353

表 2-2　入院生化肾功能及 D- 二聚体检测结果

指　标	09-14（急诊）	09-14（入院）	09-15	09-16	09-17	09-18
AST（U/L）	28	35	47	71	56	49
ALT（U/L）	21	21	21	25	24	22
CK（U/L）	184	237	321	1039	980	569
CK-MB（ng/ml）	5.9	9.1	11.2	19.1	11.7	8.5
cTnI（ng/ml）	1.24	1.85	2.43	1.53	0.76	2.03
BUN（mmol/L）	7.13	7.13	7.79		27.76	54.01
CREA（μmol/L）	70.3	70.7	51		187.8	348.7
D- 二聚体（mg/L）			0.15	3.39		

6. 入院初步诊断

急性冠状动脉综合征，急性非 ST 段抬高型心肌梗死不除外。行急诊冠状动脉造影检查，冠状动脉未见明显狭窄。

【其他检查】

1. 307 医院毒物检测：阴性。

2. 肿瘤标志物：阴性。

3. 甲状腺功能：正常。

4. 自身免疫十一项：正常。

5. 痰液：未见细菌，未见真菌孢子及菌丝。

6. 单纯疱疹病毒基因分型（血、脑脊液）：阴性。

7. 结核基因分型（血、脑脊液）：阴性。

8. 巨细胞病毒基因分型（血、脑脊液）：阴性。

9. EB 病毒基因分型（血、脑脊液）：阴性。

10. 腰椎穿刺（9 月 17 日下午）：压力 135mmH$_2$O，颜色清亮，脑脊液常规、生化结果大致正常。墨汁染色阴性。

11. MRI：胸、腰椎 MRI 检查未见明确病变。脑 MRI 见脑白质小血管慢性缺血性脱髓鞘改变。

【鉴别诊断】

1. 急性冠脉综合征

支持点：心电图、肌钙蛋白异常。

不支持点：易患因素缺乏，冠状动脉造影阴性，心电图无动态演变、肌钙蛋白低水平升高。

2. 心肌炎

支持点：心电图、肌钙蛋白异常，室壁运动减低较弥漫，多脏器受累。

不支持点：无前期感染表现，无法解释双下肢肌力下降。

3. Takotsubo 心肌病

支持点：心电图、肌钙蛋白、冠状动脉造影阴性。

不支持点：心脏彩超未提示心尖膨出样改变，无应激因素。

4. 肺栓塞

支持点：入院前长时间乘坐飞机，心电图、肌钙蛋白改变。

不支持点：刚入院血氧不低，后期血氧下降，心脏彩超无右心室高负荷表现。D- 二聚体升高，多脏器功能受累。

5. 主动脉夹层

支持点：肌钙蛋白、D- 二聚体升高，包括肾功能在内的多脏器功能受累。

不支持点：多无兴奋表现，症状以胸闷为主，无背痛；胸部 X 线片未见主动脉增宽；超声心动图未提示主动脉增宽等征象。

【诊疗经过】

第1天：患者入院后精神亢奋，不配合治疗，拒绝吸氧；间断肢体颤抖，进食差，饮水少，予静脉营养、补液治疗等对症支持治疗。

第2天：上述症状继续加重，予地西泮镇静无效，出现双下肢肌力下降（Ⅲ级）、腱反射消失。入院第二天神内科会诊建议完善MRI、下肢静脉超声等检查。

第3天：患者不能配合治疗，精神亢奋，自行拔除输液管路，心电监护，予地西泮镇静。

第4天：凌晨间断出现谵妄、呼吸困难，血压及血氧饱和度下降，并出现2次一过性意识丧失。症状发作时患者血压88/40mmHg，心率100次/分左右，SaO_2波动于90%，经吸痰、储氧面罩吸氧、补液、多巴胺泵入〔静脉推注多巴胺5mg后改为$3\mu g/(min \cdot kg)$〕等治疗，神志可逐渐恢复，血压110/80mmHg，心率120次/分，SaO_2 95%～99%。血气分析：pH 7.42，$PaCO_2$ 18mmHg，PaO_2 126mmHg，HCO_3^- 11.7mmol/L。意识恢复后再次拔除输液管路、吸氧设备，予丙泊酚泵入镇静，3ml/h，并予以补液、营养支持等治疗，患者可安静入睡。患者呼吸道分泌物较多，予以间断吸痰治疗。

第5天：患者6：30出现神志欠清，呼之不应，血氧下降，SaO_2 80%，血气示pH 7.16，PaO_2 55mmHg，$PaCO_2$ 65mmHg，查体：血压80/60mmHg，意识不清，双瞳等大等圆，直径3mm，对光反射迟钝，压眶反射弱。双肺呼吸音粗，未及啰音，心率106次/分，未及杂音。予简易呼吸器辅助通气、吸痰等治疗。后患者血氧进一步下降，最低至67%，继续予以简易呼吸器辅助通气，应用呼吸兴奋剂后患者血氧饱和度逐步上升至90%～98%，继续储氧面罩吸氧。应用多巴胺泵入$5\mu g/(min \cdot kg)$，血压逐渐恢复。复查胸部X线片显示，与入院时胸部X线片比较，双肺透过度增加，不除外过度换气后表现，局部可见胃肠胀气表现（图2-2）。患者口腔分泌物多，血氧

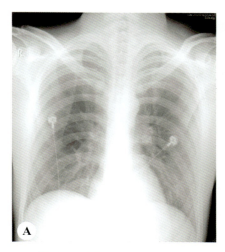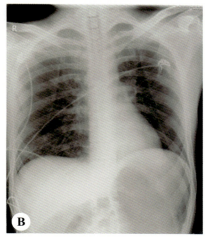

▲ 图 2-2　**A.** 胸部 X 线片（**9 月 14 日**）显示双肺透过度略有下降。**B. 9 月 18 日胸部 X 线片，与图 A 比较条件不同，双肺透过度增加，不除外过度换气后表现，局部可见胃肠胀气表现**

饱和度不稳定，予气管插管，呼吸机辅助通气。予以导尿，过程顺利，共导出尿量 900ml。夜间患者神志呈浅昏迷状态，查体：双瞳孔不大，瞳孔对光反射存在，持续气管插管接呼吸机辅助通气，V/C 模式，潮气量 450ml，呼吸 14 次 / 分，氧浓度 70%，经皮血氧饱和度维持在 95%～97%。心率 150 次 / 分，窦律，血压（70～90）/（20～60）mmHg，应用多巴胺、间羟胺泵入，升压治疗，并加快补液速度。心率逐渐下降至 130～140 次 / 分，血压维持在 90/60mmHg。

第 6 天：患者心率逐渐下降，昏迷状态，经积极药物抢救治疗无效，最终死亡。

【诊断】

1. 多学科会诊，地坛医院专家

• 患者 2 个月前曾有在印度生活史。

• 发病 7d 以来，持续兴奋多语，不困倦。

• 饮水困难，为恐水表现。

• 拒绝吸氧，为怕风表现。

• 口腔分泌物增多 2d，下咽困难，临床诊断为狂犬病明确；并且进入麻痹期，预后极差。

• 建议完善脑脊液、血液、唾液病毒检测。

患者死亡后，唾液病毒检测回报：狂犬病病毒阳性，进一步支持其狂犬病诊断。

2. 确定诊断

• 狂犬病。

• 呼吸衰竭。

• 急性肾衰竭。

• 急性心肌损伤。

• 支气管哮喘。

【总结及知识拓展】

狂犬病病毒是一种狂犬病病毒属的单链核糖核酸（RNA）病毒。据估计，狂犬病主要发生在贫困的农村地区。即便及时给予免疫可延缓疾病的进展，一旦出现临床症状，尚无有效措施可改善其预后，其病死率接近 100%[1, 2]。虽然在西欧、北美、日本和一些拉丁美洲国家，通过对犬进行大规模疫苗接种已将狂犬病消除[3]，但在医疗和兽医基础设施效率低下的国家和地区该病仍然存在，且不被重视。例如，在印度或巴基斯坦等国家，对于人类的狂犬病并未做出强制性流行病学通报[4]。故对于有上述地区旅居史患者，须警惕该疾病的发生。本例患者有印度旅行史，需考虑到狂犬病的可能。

由于狂犬病病毒具有嗜神经特点，其主要临床表现为严重的脑炎。然而，近年来有报道显示，狂犬病病毒可累及其他器官，如眼睛、唾液腺和皮肤[4, 5]。有相关研究表明，该病毒可能对心脏传导系统具有特殊的嗜性，从而导致一系列心血管并发症。由于狂犬病病死率极高，关于狂犬病病毒引起的心脏受累的文献很少，目前主要相关文献以病例报告或病例系列报告形式呈现，主要报道心肌炎或室性和室上性心律失常。

狂犬病病毒通过受感染的动物或动物唾液与人的口腔或眼黏膜直接接触进入。之后，病毒在穿透中枢神经系统（CNS）并发展为脑炎之前，通过周围神经运动轴突的快速运输将病毒颗粒逆行地运输到囊泡中。狂犬病的典型临床阶段以潜伏期为特征，通常在与感染动物接触后的 1～2 个月持续潜伏，随后的前驱期则持续 1～10d。在前驱阶段，患者可能表现出非特异性症状，包括疲劳、食欲缺乏、头痛、失眠、焦虑、烦躁、肌痛、视觉或嗅觉幻觉及发热。通常在疾病的早期阶段，从咬合部位开始逐渐进行激烈的局部反应，然后逐渐扩展并累及肢体，或者同侧的面部出现。前驱阶段之后是急性神经系统阶段，可表现为脑性狂犬病（80%）或麻痹性狂犬病（20%）。该患者入院后具有双下肢肌力下降，病情进展后期出现恐水怕风等症状，符合狂犬病的临床表现。

尸检研究中，狂犬病病毒抗原已在包括心脏在内的不同人体组织中被检测到 [6-8]。当狂犬病病毒进入心肌细胞并通过离心扩散影响传导系统时，心脏开始受累，在病程的第 5 天可在神经节中检测到。在已经进行的少数研究中，已经描述了死于人类狂犬病的患者的心肌炎和心肌中病毒包涵体的存在 [9-11]。Duenas 等 [12] 评估了 17 例接受心肌活检的狂犬病患者，并从 10 例患者中分离出了病毒（58%）。其中有 2 例仅显示心肌间质的局灶性淋巴细胞浸润，其余没有表现出任何明显病理病变的受试者。Araujo 等 [13] 在 23 例人类狂犬病病例中证实了局灶性间质性心肌炎。

狂犬病可以通过实验室研究或尸检验尸来诊断。通常在卫生系统中，狂犬病被列为地方病，由于资源有限，并没有进行实验室检验来确认感染，而是仅根据临床表现诊断出多种疾病。可用于确认人狂犬病病毒感染的诊断检查涉及以下一项或多项内容：①病毒抗原检测；②病毒抗体检测，检测针对狂犬病病毒的中和抗体；③病毒 RNA 检测；④病毒分离 [13]。

治疗上，狂犬病的初期治疗主要围绕适当的伤口护理，包括被动和主动免疫，以及相关辅助治疗。免疫可包括狂犬病疫苗的使用和（或）源自超免疫的人或马血浆的免疫球蛋白的使用。然而，一旦出现临床体征，就没有有效的治疗狂犬病的方法，大多数患者死亡不可避免。因此，治疗应采用姑息性方法进行深层镇静。阿片类药和苯二氮䓬类的镇静和镇痛作用可用于治疗躁动和肌肉痉挛，而氟哌啶醇则可用于治疗躁动、幻觉和攻击性。在流涎过多的情况下，可应用抗胆碱能药，而狂犬病心血管并发症的治疗方法与标准治疗方法相同，通常主要以支持治疗为主。如果对临床医生来说，最重要的是维持循环功能相对稳定，血管活性药物必不可少。若怀疑是心肌炎，应进行支持治疗，当出现心力衰竭症状或射血分数下降时，患者应接受心力衰竭的相关治疗。在发生心律失常时，可开始使用常规抗心律失常药，如胺碘酮。对于缓慢性心律失常，可考虑放置临时起搏器或异丙肾上腺素等药物治疗。

（孙　昊　杨绳文　著，商丽华　审）

参考文献

[1] Wilde H, Lumlertdacha B, Meslin FX, et al. Worldwide rabies deaths prevention-A focus on the current inadequacies in postexposure prophylaxis of animal bite victims [J]. Vaccine, 2016 (34):187–189.

[2] Willoughby RE, Jr. Tieves KS, Hoffman GM, et al. Survival after treatment of rabies with induction of coma [J]. N Engl J Med, 2005(352):2508–2514.

[3] Hikufe EH, Freuling CM, Athingo R, et al. Ecology and epidemiology of rabies in humans, domestic animals and wildlife in Namibia, 2011–2017 [J]. PLoS Negl Trop Dis, 2019(13):e0007355.

[4] Banyard AC, Horton DL, Freuling C, et al. Control and prevention of canine rabies:the need for building laboratory-based surveillance capacity[J]. Antiviral Res, 2013(98):357–364.

[5] Jackson AC. Human Rabies:a 2016 Update [J]. Curr Infect Dis Rep, 2016(18):38.

[6] Warrell DA, Davidson NM, Pope HM, et al. Pathophysiologic studies in human rabies [J]. Am J Med, 1976(60):180–190.

[7] Pathak S, Horton DL, Lucas S, et al. Diagnosis, management and post-mortem findings of a human case of rabies imported into the United Kingdom from India:a case report [J]. Virol J, 2014(11):63.

[8] Jogai S, Radotra BD, Banerjee AK. Rabies viral antigen in extracranial organs:a post-mortem study [J]. Neuropathol Appl Neurobiol, 2002(28):334–338.

[9] Cheetham HD, Hart J, Coghill NF, et al. Rabies with myocarditis. Two cases in England [J]. Lancet, 1970 (1):921–922.

[10] Ross E, Armentrout SA. Myocarditis associated with rabies. Report of a case [J]. N Engl J Med, 1962(266):1087–1089.

[11] Boukas I, Dahdah N, Robitaille Y, et al. Coronary artery dilatation and vasculitis in a case of rabies:similarity with Kawasaki disease?[J] Pediatr Int, 2013(55):237–240.

[12] Duenas A, Belsey MA, Escobar J, et al. Isolation of rabies virus outside the human central nervous system[J]. J Infect Dis, 1973(127):702–704.

[13] Araujo Mde F, de Brito T, Machado CG. Myocarditis in human rabies[J]. Rev Inst Med Trop Sao Paulo, 1971(13):99–102.

根管治疗致空气栓塞 3

患者，女性，55岁，主因"突发胸憋 2h"入院。2h前患者于局麻下行左上后牙根管治疗，操作中使用压力气枪吹气干燥，患者诉治疗后半程每次吹气时有从后牙槽往前门牙方向到鼻腔冷空气（凉的）斜行进入鼻腔感觉，此后，突感胸憋、咳嗽，由口腔诊疗躺椅上坐起，随之感头晕，四肢无力，再次躺下后呼之不应，大汗，短暂意识丧失。接心电监护，心率50～60次/分，血压 109/51mmHg，动脉血氧饱和度（SaO_2）85%，呼吸30次/分。予吸氧。醒后感胸部闷堵，无胸痛，无心悸，呼叫急诊。患者起立步行到急诊抢救车时感头晕、仍胸闷。无发热，无皮疹和瘙痒，测血压 100/50mmHg，脉搏80次/分，SaO_2 85%，考虑麻醉药过敏不除外，予以肾上腺素 0.3mg、地塞米松 5mg、甲泼尼龙 40mg 等治疗，症状缓解不明显，转入急诊观察。患者到达急诊后，测血压 99/59mmHg，心率63～65次/分，SaO_2 85%，神志清，四肢湿冷，双肺呼吸音稍粗，双肺底闻及湿啰音，腹软，肝脾未触及，双下肢不肿。予鼻导管吸氧，补液治疗，指脉氧逐渐上升至 94%～95%，但仍有胸部压塞感。

【既往史】

左上后牙龋坏伴隐裂数年。否认高血压、糖尿病、血脂异常。

【辅助检查】

1. 血常规

白细胞 5.59×10^9/L，血红蛋白 142g/L，血小板 172×10^9/L。

2. 血气分析（鼻导管吸氧，氧流量 5L/min）

pH 7.347 ↓，PO_2 87.4mmHg ↓，PCO_2 42.8mmHg ↑，SaO_2 95.1%。

3. 血生化

血钾 2.9～3.17mmol/L ↓，血钠 146mmol/L，肌酐（CRE）67μmol/L；肝功、血常规、凝血结果正常，血糖 6.3mmol/L，肌钙蛋白 I（cTnI）0.004μg/L，N 端脑利尿钠肽前体（NT-proBNP）22.9pg/ml。

4. 心电图

心电图示前壁导联 ST-T 改变，ST 弓背向上抬高（图 3-1）。

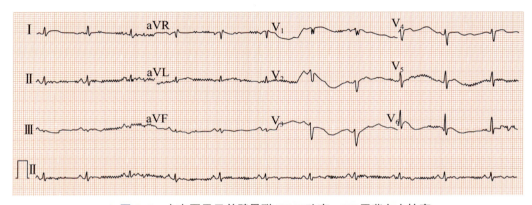

▲ 图 3-1 心电图显示前壁导联 ST-T 改变，ST 弓背向上抬高

5. 下肢深静脉超声

未见血栓。

6. 床旁胸部 X 线片

双肺多发斑片状渗出影（图 3-2）。

7. 超声心电图

急性右心室扩张，收缩期间隔明显左移，左心室呈 D 字征，收缩期可见开放的卵圆孔，右心室腔内可见大量强回声气泡，左心室收缩功能正常（图 3-3）。

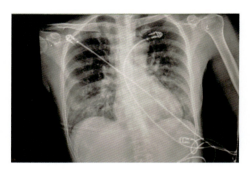

▲ 图 3-2 床旁胸部 X 线片显示两肺纹理增重，双侧中下肺野纹理模糊，双肺野内可见多发斑片状渗出影，以双下肺野为著

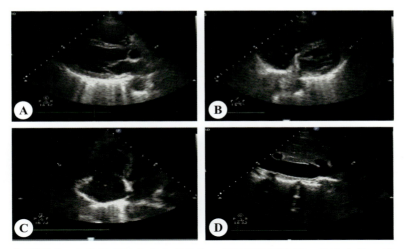

▲ 图 3-3　床旁超声显示右心室扩大，收缩期间隔左移，左心室呈 D 字征，右心室腔内可见大量强回声气泡，收缩期可见开放的卵圆孔，下腔静脉扩张，呼吸塌陷＜50%，提示右心房压升高

【急诊处理】

髓腔封樟脑酚（CP）小棉球、氧化锌丁香油黏固剂（ZOE）暂封，复查超声未再见气泡。转心内科监护室继续观察治疗。

【入院诊断】

- 静脉空气栓塞。
- 急性肺栓塞。
- 急性肺间质肺泡水肿。
- 先天性卵圆孔未闭。

【诊疗经过】

患者转入 CCU 后胸闷症状缓解，血压 110/60mmHg，心率 60 次 / 分，双肺底仍闻及湿啰音，鼻导管吸氧，SaO_2 95%，利尿药 20mg，甲泼尼龙 40mg/d，连用 3d。患者无胸闷、气短症状。复查心肌酶轻度升高，峰值 0.060μg/L。次日复查 CT 显示肺间质水肿。

【预后】

10d 后复查渗出完全吸收（图 3-4）。动态监测 ECG，显示前壁导联 ST-T 演变，ST 段回落，T 波逐渐倒置（图 3-5）。

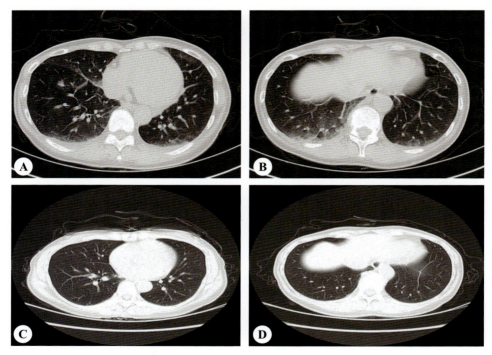

▲ 图 3-4　CT 动态观察结果，住院次日（A 和 B）显示两肺小叶间隔增厚，右肺中叶、双肺下叶后基底段磨玻璃影及模糊渗出影，双侧胸腔积液；10d 后复查（C 和 D）显示渗出明显好转

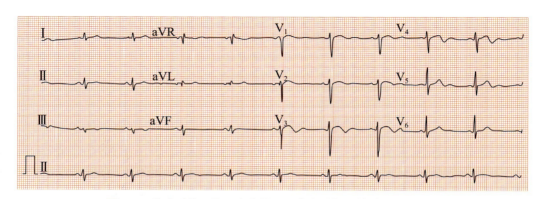

▲ 图 3-5　发病后第 3 天，心电图显示心率减慢，前壁导联 T 波倒置

【总结及知识拓展】

空气栓塞是一种不常见但可能造成灾难性后果的事件，由气体进入脉管系统所致。气体进入体循环静脉并到达右心室及肺循环时即发生静脉空气栓塞（又称肺空气栓塞）。发生空气栓塞必须具备两个条件：其一是空气来源与脉管系统间须存在直接交通，其二是必须存在推动气体进入循环的压力梯度，而不是导致血管出血的压力梯度。最常见的病因是手术、创伤、血管介入，以及机械通气和潜水导致的气压伤。神经外科和耳鼻咽喉科手术的切口（使大气和脉管系统相通）通常在比心脏高出一定距离的部位，压力大于中心静脉压。这使得静脉内压力低于大气压，使空气容易进入循环，患者采用坐位（Fowler 氏位）的时候特别明显[1]。所以这类手术产生静脉空气栓塞的风险高于其他手术。牙科操作会在少数情况下引起静脉空气栓塞[2]，尽管相对罕见，但后果往往很严重，甚至会导致死亡。

静脉空气栓塞是空气进入静脉循环、到达右心并滞留于肺循环所致。其可产生直接和间接病理生理学效应。直接效应：少量空气可扩散穿过小动脉壁并进入肺泡腔，最终离开肺血管床；但气体量超过肺部去除气体的能力时（如 ≥ 50ml），肺流出道阻塞且有可能发生动脉栓塞[3]。大气泡往往会阻塞肺流出道，称为空气闭锁（air lock）。较小的气泡往往滞留于肺小动脉或肺微循环中，直接阻碍血流并诱导血管收缩。静脉气体栓塞的危害取决于注入空气的总量、速度及最终停滞位置[4]。间接效应：空气栓塞的继发效应也可导致终末器官损伤。肺微循环内的气泡可致局部内皮损伤，以及中性粒细胞、血小板、纤维蛋白和脂肪滴在气体 – 液体交界面聚集。补体激活，以及中性粒细胞和其他炎症细胞释放介质和自由基可进一步损伤内皮。内皮损伤的后果可能包括三个方面：①非心源性肺水肿（即成人呼吸窘迫样表现）；②支气管收缩；③生理变化，如低氧血症［肺泡积液和通气 – 灌注（V/Q）比例失调所致］、生理死腔增加（如果保持通气不变 $PaCO_2$ 会增加）、肺顺应性降低（继发于肺水肿）和气道阻力增加（可能是由于受损的内皮释放 5– 羟色胺和组胺等支气管收缩介质）[4,5]。本例患者静脉气栓后诱发了急性肺间质和肺泡水肿。

根管治疗是针对牙齿、牙髓、根尖病变的一个治疗过程。根管治疗术的过程是医生用根管治疗专用器械通过彻底去除感染的牙髓，以及感染的牙本质和毒性分解产物，经过根管冲洗、消毒和严密填塞根管，隔绝细菌进入根管再感染，防止根尖周病变的发生或促进根尖周病的愈合。操作时如果错误使用高速牙钻和含气冷却液，空气有可能在不知不觉中进入颌骨的松质骨和骨髓间隙，在引流静脉系统形成空气栓塞。栓子进入上腔静脉和右心房，导致心肺功能不全。种牙、拔牙、根管治疗等口腔操作中致命性空气栓塞的并发症非常罕见[6]，但非常严重，应该引起所有牙科医生的注意。认识到案例中可能的操作误区，术中精心准备护理，才能避免今后重复发生错误的可能性。此外，口腔操作中的监护设备也非常重要。

（尹春琳 著，吴 元 审）

参考文献

[1] Hatling D, Høgset A, Guttormsen AB, et al. Iatrogenic cerebral gas embolism-A systematic review of case reports [J]. Acta Anaesthesiol Scand, 2019, 63 (2):154.

[2] Davies JM, Campbell LA. Fatal air embolism during dental implant surgery:a report of three cases [J]. Can J Anaesth, 1990, 37 (1): 112–121.

[3] Palmon SC, Moore LE, Lundberg J, et al. Venous air embolism:a review [J]. J Clin Anesth, 1997, 9 (3):251–257.

[4] Orebaugh SL. Venous air embolism:clinical and experimental considerations [J]. Crit Care Med, 1992, 20 (8):1169.

[5] Lam KK, Hutchinson RC, Gin T. Severe pulmonary oedema after venous air embolism [J]. Can J Anaesth, 1993, 40 (10):964.

[6] Reuter NG , Westgate PM , Ingram M, et al. Death related to dental treatment: a systematic review [J]. Oral surgery, oral medicine, oral pathology oral radiology, 2017, 123(2): 194–204.

心肌肥厚的罕见病因 4

患者，男性，45 岁，主因"发现蛋白尿 4 年余，肌酐升高 1 年，双下肢水肿 2 个月"入肾内科。患者 2013 年体检发现尿蛋白，定期检查至 2017 年，尿蛋白（＋）→（＋＋＋），尿潜血（－）→（＋），24h 尿蛋白 1.4g → 4.2g，肌酐（Cr）90μmol/L → 299μmol/L，曾予以足量激素治疗无改善。既往 3 年内患者出现过 2 次活动后晕厥，30s 后可以自行缓解，心肌酶（－），多次动态心电图未见明显恶性心律失常。回顾历次心电图表现为逐渐进展的左心室高电压伴 ST-T 改变（图 4-1）。超声心动图（2013 年）：各心腔大小正常，左心室壁均匀增厚，室间隔 12mm，左心室后壁 12mm，射血分数（EF）69%；冠状动脉造影（2013 年）：未见冠状动脉狭窄；超声心动图（2015 年）室间隔 13mm，左心室后壁 11mm，EF 62%，E/A= 0.64。

【既往史】

高血压病史 1 年，控制在 140/90mmHg，高尿酸血症。个人史：吸烟、饮酒史。

【家族史】

父母亲均有高血压，母亲有糖尿病。

【入院查体】

血压 132/72mmHg，心率 63 次 / 分，前胸后背可见痤疮样皮疹，心肺腹

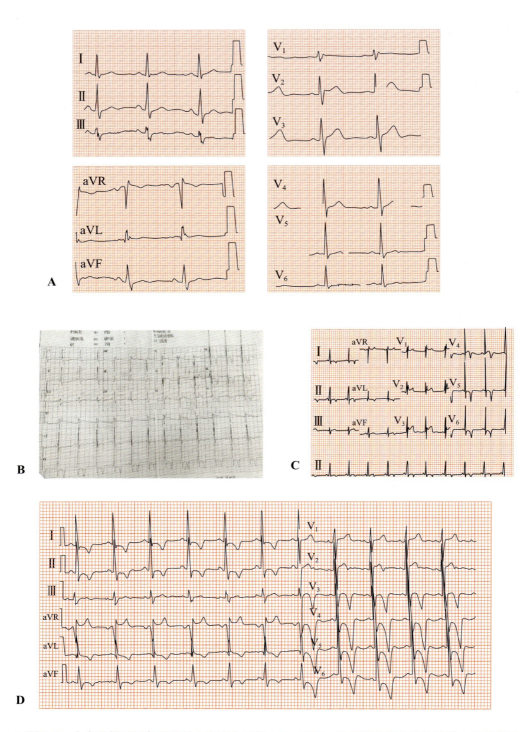

▲ 图 4-1　心电图提示逐年显著的左室高电压伴 ST-T 改变，最主要表现为胸前导联 R 波进行性升高，T 波进行性倒置

A 至 D. 分别为 2011 年、2013 年、2013 年和 2015 年 ECG 结果。C. 2013 年将 $V_1 \sim V_3$ 提高至第 3 肋间隙

部查体无明显阳性发现。

【辅助检查】

1. 血常规

血常规正常。

2. 尿常规

尿蛋白（PRO）微量、潜血（BLD）（–），24h 尿蛋白（24hUP）4.70g。

3. 血生化

K^+ 4.0mmol/L，白蛋白（Alb）33g/L，谷丙转氨酶（ALT）89U/L ↑，肌酐 276μmol/L ↑；血脂：总胆固醇（TC）7.46mmol/L ↑，甘油三酯（TG）2.55mmol/L ↑，低密度脂蛋白胆固醇（LDL-C）4.61mmol/L ↑；心肌酶：肌酸激酶（CK）54U/L，肌酸激酶同工酶（CK-MB）4.0μg/L，肌钙蛋白 I（cTnI）0.063μg/L；N 端脑利尿钠肽前体（NT-proBNP）2365pg/ml ↑，脑利尿钠肽（BNP）137ng/L。

4. 超声心动图

2017 年 4 月入院后完善超声心动图（图 4-2 和图 4-3）和心脏磁共振（CMR，图 4-4 和图 4-5）检查。

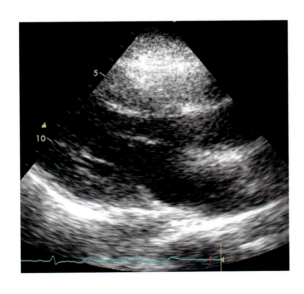

◀ 图 4-2 超声心动图胸骨旁左心室长轴切面提示室间隔及左心室后壁均匀增厚

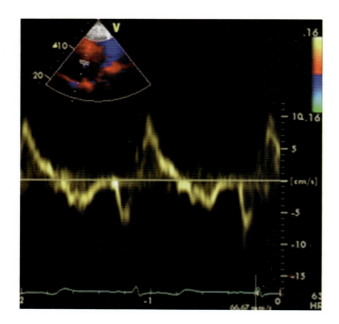

◀ 图 4-3 室间隔二尖瓣组织多普勒（TDI）提示 e' 显著降低（5cm/s）

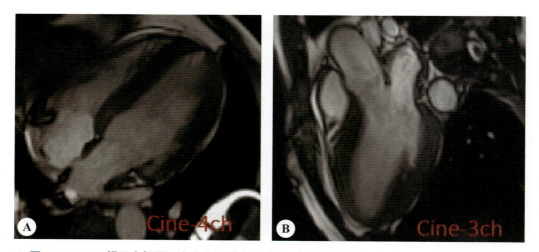

▲ 图 4-4 CMR 提示室间隔及左心室侧壁心肌增厚（因患者肾功能显著异常，未行增强 CMR）

【入院诊断】

· 慢性肾功能不全原因待查（CKD 4 期）。

· 心肌病变原因待查。

· 高血压 3 级（极高危）。

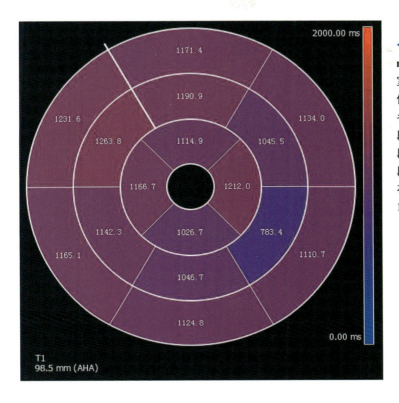

◀ 图 4-5 CMR T_1 mapping 提示左心室室壁弥漫性增厚，T_1 值弥漫减低：左心室各节段 $PreT_1$：基底段 1155.4ms；中间段 1068.3ms；心尖段 1068.5ms（笔者所在医院正常参考值：1250ms）

• 高尿酸血症。

【诊疗经过】

患者心肌肥厚难以用高血压解释，相反高血压应考虑为慢性肾功能不全导致。患者心脏与肾脏疾病的出现在时间上高度吻合，从一元论的角度考虑，可能为某一疾病同时造成心肾受累。结合既往经验和文献复习，法布里病是一种可以同时累及心脏和肾脏的罕见病。该患者心肌弥漫性均匀肥厚，肾脏受累表现为蛋白尿，符合法布里病的表现，遂进一步查白细胞 α- 半乳糖苷酶 A（α-Gal A）活性：0.3nmol/（h·mg 蛋白）[正常参考 29～64.4nmol/（h·mg 蛋白）]；肾脏穿刺病理：足细胞内可见大量分层状的髓样小体形成，符合法布里病；心内膜活检（图 4-6）：不除外法布里病；完善 *GLA* 基因分析：患者携带 *GLA* 基因致病突变（图 4-7）。

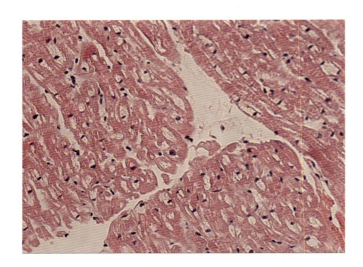

◄ 图 4-6　心内膜活检提示部分心肌细胞肥大，细胞核退变，可见核周胞质空泡变性，局灶空泡中见少许散在 PAS 染色点状结构

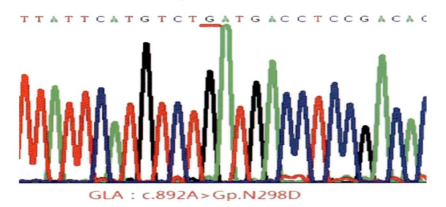

GLA：c.892A＞Gp.N298D

▲ 图 4-7　*GLA* 基因测序提示患者携带 **c.892A ＞ Gp.N298D** 突变

【修正诊断】

· 法布里病。

· 法布里病相关心肌病变。

· 法布里病相关性肾病

　– 慢性肾功能不全（CKD 4 期）。

　– 肾性高血压。

· 高脂血症。

· 高尿酸血症。

【总结及知识拓展】

本例患者为中年男性，蛋白尿起病，肌酐进行性升高，同时出现心电图异常，主要表现为逐渐显著的左心室高电压伴继发 ST-T 改变，超声心动图及 CMR 提示左心室均匀肥大，收缩功能正常，舒张功能减低。从引起心肌肥厚的疾病看，需考虑肌节蛋白基因突变、糖原贮积症、Danon 病、法布里病、脂肪酸代谢障碍、肉碱缺乏、磷酸化蛋白激酶 B 缺乏、线粒体细胞病、心脏淀粉样变、甲状腺功能减退等。由于患者心电图为高电压表现，基本除外了淀粉样变、甲状腺功能减退等病因。而肌节蛋白基因突变一般造成经典的肥厚型心肌病，以室间隔增厚为主，往往出现左心室流出道梗阻；Danon 病、糖原贮积症、脂肪酸或肉碱缺乏往往可以有骨骼肌及肝脏的受累表现，患者在上述方面无明显表现，因此罹患上述疾病的可能性较小。同时该患者合并有突出的肾脏表现，包括蛋白尿和肌酐升高，与法布里病引起的肾脏损害相符。因此临床高度怀疑法布里病，入院后进一步完善实验室检查及基因检测，α-Gal A 活性降低，肾脏及心内膜活检病理符合法布里病的表现，基因检测证实该患者存在 *GLA* 基因突变。最终确定此患者为法布里病。

法布里病是一种溶酶体蓄积性疾病，属于 X 连锁遗传病，由于 α-Gal A 的基因突变，导致其代谢底物酰基鞘鞍醇三己糖（Gb3）在多种细胞的溶酶体中蓄积所产生的一系列临床综合征，可累及多个器官[1, 2]（图 4-8）。累及心脏，表现为左心室肥大、心肌纤维化、心律失常[3]；累及肾脏，可出现蛋白尿，肾脏病理见 Gb3 堆积在肾小球上皮层及远曲小管[4]；累及神经系统，表现为严重的神经病理性疼痛或肢体疼痛（青少年常见的临床症状）；累及大脑血管，表现为脑血管病；同时还可以引起毛细血管扩张和血管角皮瘤、角膜浑浊、胃肠道症状等[2, 5-7]。从心脏角度看，Gb3 沉积在心脏多个部位可产生一系列临床表现：沉积在心肌，导致左心室肥大；沉积在冠状动脉血管平滑肌细胞，表现为冠状动脉疾病；沉积于传导系统，可表现为心律失常；沉积在瓣膜，可表现为瓣膜的狭窄、反流。法布里病患者心脏磁共振（CMR）

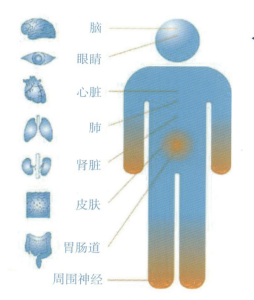

脑
眼睛
心脏
肺
肾脏
皮肤
胃肠道
周围神经

◀ 图 4-8　法布里病的多系统受累

有一种较为特征性的表现，除了左心室对称性肥大以外，T_1 值减低是重要的法布里病心脏受累的特点（高血压等其他疾病引起的心肌肥厚，T_1 值往往正常或升高），并且这种 T_1 值减低可以早于心肌肥厚而出现。

为了统一认识，2021 年 3 月中国法布里病专家协作组更新了《中国法布里病诊治专家共识》，根据《共识》，诊断需要结合临床表现、实验室检查和家族史综合判断，确诊需依靠酶学检查和基因检测[8]。

法布里病的治疗主要包括两个方面，即对症治疗和酶替代治疗[9]。针对患者存在的高血压、蛋白尿，积极对症治疗。若患者出现了心律失常，符合 ICD 指征可考虑植入 ICD[10]。由于法布里病患者存在 α-Gal A 缺陷，酶替代治疗（ERT）是一种有明确获益的方法，但需要尽早治疗[9]。自 2001 年以来，ERT 已被批准用于临床，包括 α-Gal A（Replagal）和 β-Gal A（Fabrazyme），两者均每隔 1 周（1 次）静脉注射，剂量分别为 0.2mg/kg 每 2 周 1 次和 1mg/kg 每 2 周 1 次[9, 11]。ERT 可以降低血、尿 Gb3 的水平，从而减少肾脏内皮细胞和皮肤内皮细胞 Gb3 的沉积；还可减少或稳定左心室壁厚度[12]，改善神经及胃肠道症状。

（孔　畅　吴　炜　著，商丽华　审）

参考文献

[1] Bernardes T P, Foresto RD, Kirsztajn GM. Fabry disease:genetics, pathology, and treatment [J]. Revista da Associacao Medica Brasileira(1992), 2020, 66 (Suppl 1):s10–s16.

[2] Miller JJ, Kanack AJ, Dahms N M. Progress in the understanding and treatment of Fabry disease [J]. Biochimica et Biophysica Acta (BBA) – General Subjects, 2019, 1864(1): 129437.

[3] Pieroni M , Moon JC , Arbustini E, et al. Cardiac Involvement in Fabry Disease[J]. Journal of the American College of Cardiology, 2021, 77(7):922–936.

[4] Kantola IM. Renal involvement in Fabry disease [J]. Nephrology, dialysis, transplantation :official publication of《 the European Dialysis and Transplant Association – European Renal Association, 2019, 34(9):1435–1437.

[5] Leonardi A, Carraro G, Modugno RL, et al. Cornea verticillata in Fabry disease:a comparative study between slit-lamp examination and in vivo corneal confocal microscopy [J]. The British journal of ophthalmology, 2020, 104(5):718–722.

[6] Merzel Šabović EK, Žerjav Tanšek M, Grošelj U, et al. Angiokeratomas and treatment with enzyme replacement therapy in a patient with Fabry disease [J]. Acta dermatovenerologica Alpina, Pannonica, et Adriatica, 2020, 29(2):89–91.

[7] Zar-Kessler C, Karaa A, Sims KB, et al. Understanding the gastrointestinal manifestations of Fabry disease:promoting prompt diagnosis [J]. Therapeutic advances in gastroenterology, 2016, 9(4):626–634.

[8] 中国法布里病专家协作组 . 中国法布里病诊疗专家共识 (2021 年版) [J]. 中华内科杂志 , 2021, 60(4):321–330.

[9] Azevedo O, Gago MF, Miltenberger-Miltenyi G, et al. Fabry disease therapy:state-of-the-art and current challenges [J]. International journal of molecular sciences, 2020, 22(1): 206.

[10] Acharya D, Doppalapudi H, Tallaj JA. Arrhythmias in Fabry cardiomyopathy [J]. Cardiac electrophysiology clinics, 2015, 7 (2): 283–291.

[11] Ortiz A, Germain DP, Desnick RJ, et al. Fabry disease revisited:Management and treatment recommendations for adult patients [J]. Molecular genetics and metabolism , 2018, 123 (4):416–427.

[12] Kampmann C, Perrin A, Beck M. Effectiveness of agalsidase alfa enzyme replacement in Fabry disease:cardiac outcomes after 10 years' treatment.[J] Orphanet journal of rare diseases, 2015 (10):125.

5 扑朔迷离的"心肌梗死"
（Takotsubo 综合征）

患者，女性，87 岁，主因"胸闷憋气 5d，加重 1d"入院。患者于 2016 年 11 月 2 日开始感活动相关的胸闷、憋气，持续数分钟至数十分钟不等，休息可逐渐缓解。2016 年 11 月 7 日患者晨起轻微活动即感胸闷痛，伴憋气、背痛，症状持续 3h 不缓解遂就诊。

【既往史】

既往有陈旧性肺结核病史。

【入院查体】

血压 100/70mmHg，心率 82 次 / 分，无明显异常体征。

【辅助检查】

1. 血生化

查肌钙蛋白 I（cTnI）0.108mg/ml（正常值 0～0.08mg/ml），N 端脑利尿钠肽前体（NT-proBNP）4487ng/L ↑。

2. 动脉血气分析

pH 7.42，$PaCO_2$ 29.5mmHg ↓，PaO_2 86.3mmHg，HCO_3^- 20.9mmol/L。

3. 心电图

窦性心律，Ⅰ、aVL、V_1～V_9 广泛导联 ST 段抬高（图 5-1）。

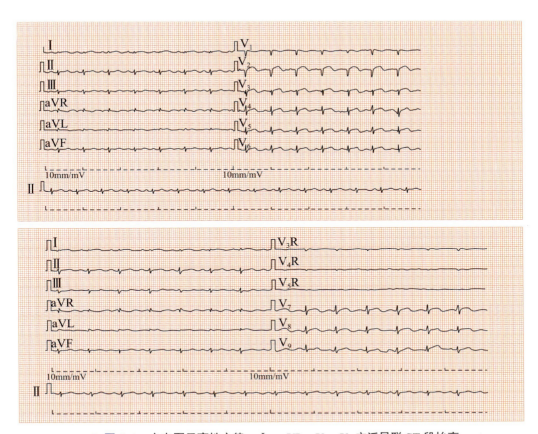

▲ 图 5-1　心电图示窦性心律，Ⅰ、aVL、V₁～V₉ 广泛导联 ST 段抬高

4.床旁超声心动图

左心室前壁、前间壁、前侧壁、心尖运动幅度明显减低，射血分数 36%，肺动脉高压 51mmHg。

5.胸部 X 线片

两肺纹理重，肺多发结节状高密度影。

6.冠状动脉造影

前降支、右冠状动脉可见粥样斑块，轻度狭窄。

【入院诊断】

• 冠状动脉粥样硬化性心脏病
　– 急性前壁、高侧壁心肌梗死。
• 陈旧性肺结核。

【诊疗经过】

患者入院后予以阿司匹林、氯吡格雷、依诺肝素抗栓及调血脂等其他治疗。患者入院后仍有间断胸闷、憋气发作，血压偏低。心电图呈动态演变，各导联 ST 段逐渐回落至基线，T 波倒置（图 5-2）。入院第 2 天 cTnI 降至正常，NT-proBNP 持续升高，最高达 7286ng/L。检测 D-二聚体、纤维蛋白降解产物明显升高。追问患者近期有长途旅行制动史，且入院前 1 周劳力性呼吸困难加重。多次复查动脉血气，PO_2 均在正常范围，但 PCO_2 明显偏低。遂行深静脉超声示右下肢肌间静脉血栓，双侧股深静脉扩张。肺动脉 CT 示双肺多发肺栓塞。核素肺灌注 / 通气显像：双肺多发血流灌注受损，符合肺栓塞改变。核素静息心肌灌注示左心室心尖段、前壁心尖段放射性分布稀疏；心肌代谢显像示相同节段放射性分布略改善，不匹配部分约占 6%，匹配面积约占 8%。心肌 MRI 示左心室前壁局限性变薄（最薄 3~4mm），收缩运动明显减弱，可见矛盾运动，对比剂延迟扫描见少许心内膜下强化，左心室 EF

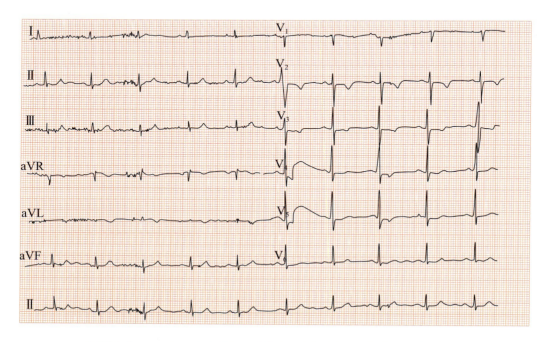

▲ 图 5-2　心电图呈动态演变，各导联 ST 段逐渐回落至基线，T 波倒置

43%，不除外应激性心肌病迁延所致。

肺血栓栓塞症诊断明确后，评估出血风险为高危，故停用阿司匹林、氯吡格雷和依诺肝素，予以口服利伐沙班抗凝，并给予 β 受体阻滞药、利尿药等抗心力衰竭治疗。

【预后】

6 个月后患者随访，无明显不适，日常活动不受限。心电图仅遗留 T 波倒置；动脉血气 $PaCO_2$ 39mmHg，PaO_2 正常；肺动脉 CT 示未见明确肺栓塞征象；核素心肌显像示左心室各壁心肌放射性分布尚可，未见明显节段性放射性稀疏及缺损区，室壁运动大致正常，左心室 EF 75%；心肌 MRI 与前片比较，左心室前壁近段偏薄，4～5mm，收缩运动轻度减弱，延迟扫描似可见少许高信号。

【修正诊断】

- Takotsubo 综合征。
- 急性肺血栓栓塞症。
- 下肢深静脉血栓形成。
- 冠状动脉粥样硬化。
- 陈旧性肺结核。

【总结及知识拓展】

本例患者为绝经后老年女性，病史特点包括发作性胸痛、心肌损伤标志物肌钙蛋白增高、心电图 ST 段抬高等表现。超声心动提示节段性室壁运动异常，与急性心肌梗死有相符之处，但其也存在许多不符之处。首先，冠状动脉造影未见明显血管狭窄闭塞；心电图提示受累部位超出单支冠状动脉供血范围；其次，肌钙蛋白仅轻度短暂升高，与心电图累及范围及临床表现不匹配，也不符合急性心肌梗死患者动态演变的规律。此后，心肌 MRI 提示前壁运动明显减弱，但并没有心肌梗死的明确征象。核素心肌代谢显像提示心肌受累范围非常局限，无大量心肌坏死，与临床表现和心电图特点也不相符。这些特点不支持急性心肌梗死诊断。而且患者疾病早期明显的左心室局部收缩运动障碍是可逆性的，这与 Takotsubo 综合征的特点是完全相符的，其中室壁运动障碍可逆性是最具特征性的表现。

Takotsubo 综合征多数患者是由情绪诱导发作，此例患者反复追问无情绪方面的诱因，误导了最初的诊断。回顾病史，患者应是制动导致下肢静脉血栓，继而血栓脱落，发生急性肺动脉血栓栓塞，再由此躯体疾病应激诱发了 Takotsubo 综合征，临床上最终以急性心脏事件为表现，抽丝剥茧推导出正确诊断后，对于血栓栓塞予以抗凝治疗，从根本上解除了诱因，并针对心肌受累情况给予对症治疗，最终患者预后良好。

Takotsubo 综合征是以心室可逆性的局部收缩功能障碍为特征的综合征，此前有过多种名称，如应激性心肌病、章鱼壶心肌病、心碎综合征、心尖球形综合征等，目前比较公认的名称是 Takotsubo 综合征。实际发病率可能高于文献报道，有研究示其发病率占 ST 段抬高型心肌梗死的 1%～3%[1]，在女性急性心肌梗死患者中占 5%～6%，绝经后女性高发，男性或儿童亦可发病[2]。可以有明确的情绪诱发因素，或由躯体疾病诱发，少部分患者无明显诱因。发病机制目前仍不明确，已经提出的假设包括交感激活、儿茶酚胺的心肌毒性作用、冠状动脉痉挛、微血管功能障碍和左心室流出道动力性梗阻等，但一般没有阻塞性冠状动脉疾病或急性斑块破裂的影像学证据[3, 4]。4.7%～11.4% 的患者可以出现复发，并且触发因素和心肌功能障碍的情况是可变的[5]（表 5-1）。

表 5-1　Takotsubo 综合征与急性心肌梗死的区别

项　目	Takotsubo 综合征	急性心肌梗死
人群分布	男女比 1:9，女性绝经后高发	男性多于女性
冠状动脉病变基础	冠状动脉可没有阻塞性病变	冠状动脉阻塞性病变

（续表）

项　目	Takotsubo 综合征	急性心肌梗死
诱因	精神心理躯体疾病诱发	部分有精神心理诱因
受累范围	可超出单支冠状动脉的供血范围	单支冠状动脉的供血范围
心功能影响	更大? 脑利尿钠肽明显升高	小?
心肌损伤标志物	多伴有肌钙蛋白轻度增高，CKMB 轻度升高	肌钙蛋白和 CKMB 均升高
室壁运动障碍	可逆性	不可逆

Takotsubo 综合征临床表现类似于急性冠状动脉综合征，最常见的为胸痛、呼吸困难，也有部分患者可以晕厥、心力衰竭，甚至心源性休克症状起病。心电图异常表现以 ST 段抬高最为多见，也可见 ST 段压低和 T 波倒置，或可见异常 Q 波、Q-T 间期延长等，心电图异常累及的部位可以超过单支冠状脉的灌注范围。心肌损伤标志物肌钙蛋白阳性，一般为轻度升高，动态变化过程不同于典型的急性心肌梗死，短时间即可恢复。大多数患者的脑利尿钠肽或 N 端脑利尿钠肽前体的水平明显增高，发病 24～48h 达到峰值[6]。

超声心动检查可见节段性室壁运动异常。放射性核素心肌灌注代谢显像可表现为局部室壁暂时性灌注异常，或代谢活性下降，但一般没有大量心肌坏死的证据。心脏 MRI 检查对于鉴别诊断意义比较大，心肌水肿、炎性浸润或坏死 / 纤维化的表现都可以具备，但局限于心内膜下常见，这有别于心肌炎；与心肌梗死患者有明显的延迟后强化不同，Takotsubo 综合征累及的心肌范围与病情严重程度相关，但发生坏死 / 纤维化的心肌数量有限，延迟后强化的征象不明显[7]。

目前认为，Takotsubo 综合征的诊断金标准还是冠状动脉造影 + 左心室造影。大部分患者没有阻塞性冠状动脉病变或急性斑块破裂的表现，虽然少数患者亦可合并冠状动脉疾病，但心肌受累范围一般不局限于单支冠状动脉供血的范围。左心室造影提示室壁运动障碍，可以是典型的"章鱼壶"样心尖球形扩张，也可以是非典型的室壁中段、基底段或局限性室壁收缩运动障碍[4, 7]。因此，根据室壁运动异常分布的区域，Takotsubo 综合征可分为四种类型，即心尖气球样扩张、心室中间型、心室基底段型和局灶型。本例不足之处是未行左心室造影。

为了统一认识，2018 年新版国际专家共识提出了 Takotsubo 综合征的最新诊断标准内容如下。

1. 暂时性左心室收缩功能障碍。室壁运动异常通常是节段性的，也有少数患者例外，为局部型（在某支冠状动脉供血范围内）和整体型，右心室亦可累及。

2. 情绪或躯体疾病诱发，部分患者可无诱发因素。

3. 神经系统疾病可诱发，包括嗜铬细胞瘤。

4. ECG 出现新的异常（ST 段抬高 ST 段压低、T 波倒置、Q-T 间期延长），亦有少数患者没有心电图异常。

5. 大多数患者心肌生物标志物（肌钙蛋白和肌酸激酶）轻度升高，脑利尿钠肽明显升高。

6. 冠状动脉病变和 Takotsubo 综合征并不矛盾，可以并存。

7. 无心肌炎。

8. 绝经后女性高发[3, 4]。

诊断标准中包括嗜铬细胞瘤是最有争议的一条，此前广泛使用的 2008 年美国 Mayo 诊所提出的改良诊断标准中，诊断 Takotsubo 综合征是需要除外嗜铬细胞瘤的，而各国多个版本的诊断标准对此目前尚无定论。

Takotsubo 综合征的早期诊断确实存在困难，因此，此次专家共识提出了 Takotsubo 综合征诊断评分，目的在于为临床提供一个评估诊断可能性的模型，以更好地与急性冠脉综合征鉴别[3, 4]。评分包括七个参数：性别为女性、情绪诱发、躯体诱发、心电图缺乏 ST 段压低、精神障碍、神经障碍、Q-T 间期延长。最高得分 100 分，30 分预测概率 1%，50 分预测概率 18%，70 分预测概率 90%。此评分系统所有参数容易获得，具备可操作性，有很好的预测价值（表 5-2）。

表 5-2 **Takotsubo 综合征诊断评分**

参　数	得　分
女性	25
情绪诱发	24
躯体诱发	13
心电图缺乏 ST 段压低	12
精神障碍	11
神经障碍	9
心电图 QTc 间期延长	6

关于 Takotsubo 综合征的治疗，目前缺乏前瞻性随机临床研究，亦没有相关的管理指南，因此治疗策略主要基于临床经验和专家共识。急性期以支持对症治疗为主，合并心源性休克的患者可考虑有效的生命支持治疗。药物治疗方面，儿茶酚胺类慎用，而对于抗血小板治疗、β 受体阻滞药、血管紧张素转换酶抑制药等药物治疗是否获益并不明确[4]。

预后方面，虽然大部分 Takotsubo 综合征患者心室功能障碍是可逆性的，但多项研究已经表明，Takotsubo 综合征不是一种良性疾病，其整体预后并不优于急性冠脉综合征患者[8, 9]。

（张　峻　吴　元　著，柳志红　审）

参考文献

[1] Prasad A, Dangas G, Srinivasan M, et al. Incidence and angiographic characteristics of patients with apical ballooning syndrome (tadotsubo/stress cardiomyopathy) in the HORIZONS-AMI trial:an analysis from a multicenter, international stydy of ST-elevation myocardial infarction[J]. Catheter Cardiovasc Interv, 2014(83):343–348.

[2] Redfors B, Vedad R, Angeras O, et al. Mortality in takotsubo syndrome is similar to mortality in myocardial infarction-a report from the SWEDEHEART registry[J]. Int J Cardiol, 2015(185):282–289.

[3] Ghadri JR, Wittstern IS, Dote K, et al.

International expert consensus document on Takotsubo syndrome (part Ⅰ):clinical character, diagnostic criteria, and pathophysiology[J]. Eur Heart J, 2018(39):2032–2046.

[4] Ghadri JR, Wittstern IS, Dote K, et al. International expert consensus document on Takotsubo syndrome (part Ⅱ):diagnostic workup, outcome, and management[J]. Eur Heart J, 2018(39):2047–2062.

[5] Kato K, Di Vece D, Cammann VL, et al. Takotsubo recurrence:morphohlogical types and triggers and identification of risk facters [J]. J Am Coll Cardiol, 2019(73):982–984.

[6] Neuyen TH, Neil CJ, Sverdlov AL, et al. N-terminal pro-brain natriuretic protein levels in Takotsubo cardiomyopathy[J]. Am J Cardiol, 2011(108):1316–1321.

[7] Rodolfo C, Hiroyuki O, Jelena RG, et al. Multimodality imaging in Takotsubo symdrome:a joint consensus document of the European Association of Cardiovascular Imaging (EACVI) and the Japanese Society of Echocardiography (JSE) [J]. Eur Heart J-Cardiovascular Imaging, 2020,18(4):199–224.

[8] Templin C, Ghadri JR, Diekmann J, et al. Clinical features and outcomes of takotsubo (stress) cardiomyopathy[J]. N Engl J Med, 2015(373):929–938.

[9] Tornvall P, Collste O, Ehrenborg E, et al. A case-control study of risk markers and mortailty in Takotsubo stress cardiomypathy[J]. J Am Coll Cardiol, 2016(67):1931–1936.

幼儿川崎病遭遇 ACS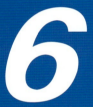

患儿，女性，1 岁 7 月龄，主因"间断发热 20d，口唇青紫 1d"收入院。患儿首发症状为发热，体温最高 39.5℃，热峰 3～4 次 / 天，伴眼结膜、口唇充血。

发病后第 1～11 天在当地医院就诊，给予"头孢哌酮舒巴坦"等治疗，具体不详，病情无好转。第 12～16 天就诊另一所医院。查超声心动图（UCG）：双侧冠状动脉增宽［右冠状动脉（RCA）7mm，左前降支（LAD）6.2mm］，收缩功能正常；白细胞 24.16×10⁹/L↑；C 反应蛋白（CRP）45mg/L↑。考虑川崎病，给予口服阿司匹林 600mg/d，8d；甲泼尼龙 320mg、160mg，静脉滴注 2d；丙种球蛋白 7.5g/d，静脉滴注 3d；阿奇霉素静脉滴注 3d；美洛西林静脉滴注 8d；头孢曲松静脉滴注 2d；体温一度降至正常。第 17 天体温再次升高至 38.8℃。再次予甲泼尼龙 320mg/d 静脉滴注，体温 37.2℃。第 19 天患儿口唇青紫，心率下降，最低 52 次 / 分；查 CK-MB：14.5ng/ml；肌钙蛋白 I（TnI）：0.806ng/ml；心电图：三度房室传导阻滞，遂收住笔者所在医院儿科病房。

【入院查体】

体温 36.7℃，脉搏 70 次 / 分，呼吸 30 次 / 分，血压 70/45mmHg，精神欠佳、口唇发绀，心界不大，静脉滴注异丙肾上腺素情况下心率 70 次 / 分，第一心音弱，心律不齐，未闻及杂音（−），肝上界位于右锁骨中线第 5 肋，下界位于右季肋下 5cm、剑突下 3cm，四肢可见指（趾）末端蜕皮。

【辅助检查】

1. 心电图

心电图提示窦性心律，三度房室传导阻滞伴交界性逸搏，异常 Q 波。

2. 超声心动图

超声心动图提示左右冠状动脉增宽，符合川崎病改变；左心室壁节段性运动异常，以下壁及侧壁显著；左心室射血分数属正常范围。

【诊疗经过】

入院后行冠状动脉造影，结果显示，左前降支近段动脉瘤，直径为 7～8mm；右冠状动脉开口动脉瘤，直径大约 5mm；右冠状动脉自近段之后完全闭塞。尝试行 PCI，开通右冠状动脉未成功，回病房后给予药物治疗，患儿临床情况逐步改善，生命体征平稳，心律为三度房室传导阻滞，住院 10d 后出院。

【预后】

患儿出院 4 周后再次入院，心律未能恢复窦性，仍为三度房室传导阻滞，给予永久起搏器植入，平稳出院。

【总结及知识拓展】

川崎病（Kawasaki diseaes）[1]，又称皮肤黏膜淋巴结综合征（muco-cutameous lymph node syndrome，MCLS），是急性系统性血管炎，临床特点包括体温升高（超过 39℃），眼结膜发红，草莓舌，嘴唇发红，嗜睡易怒，颈部淋巴结肿大，躯干部红疹常见，近端指（趾）甲发白，表面的皮肤层容易脱落，手掌和（或）足掌红斑；好发于 5 岁以下儿童，偶有间歇性腹痛，心血管并发症为 5%～20%。川崎病血管炎病变分为四期。Ⅰ期，1～2 周，其特点有三个：①小动脉、小静脉和微血管及其周围的发炎；②中等和大动脉及其周围的发炎；③淋巴细胞和其他白细胞的浸润及局部水肿。Ⅱ期，2～4周，其特点有四个：①小血管的发炎减轻；②以中等动脉的炎变为主，多见冠状动脉瘤及血栓；③大动脉少见血管性炎变；④单核细胞浸润或坏死性变化较著。Ⅲ期，4～7周，其特点有两个：①小血管及微血管炎消退；②中等动脉发生肉芽肿。Ⅳ期，约7周或更久，血管的急性炎变大多都消失，代之以中等动脉的血栓形成、梗阻、内膜增厚而出现动脉瘤，以及形成瘢痕。治疗上包括三个方面：①静脉输注免疫球蛋白，强调在发病10d内接受治疗，确诊后越早越好；②给予中等剂量到大剂量阿司匹林；③糖皮质激素辅助治疗。

本病患儿以发热为主要症状，发病12d后确诊川崎病，发病20d出现急性下壁心肌梗死，三度房室传导阻滞，收入医院后，给予专科药物治疗，经科室会诊后行冠状动脉造影检查，结果为左前降支近段动脉瘤，直径为7～8mm，右冠状动脉开口动脉瘤，直径大约5mm。自近段之后完全闭塞，是药物治疗、PCI治疗，还是CABG，如何给予抗栓药，均存在很多困惑。2017年AHA发布了《川崎病诊断、治疗和长期管理共识》[2]指出，对于单支血管病变或PCI可修复的局部多支血管病变，优选经皮冠脉介入（PCI）（ⅠC）。中华医学会《川崎病冠状动脉病变的临床处理建议（2020修订版）》[3]将冠状动脉病变的风险分级分为五级。Ⅰ级：任何时期冠状动脉均未受累。Ⅱ级：急性期冠状动脉有轻度扩张，在病程30d内恢复正常。Ⅲ级：病程30d后仍有冠状动脉单个小至中型冠状动脉瘤。Ⅳ级：巨大冠状动脉瘤（内径绝对值 ≥ 8mm），或1支冠状动脉内有多个动脉瘤，未达到Ⅳ级。Ⅴ级：冠状动脉瘤伴冠状动脉狭窄。本病例患儿冠状动脉风险分级为Ⅴ级，建议PCI或冠状动脉旁路移植术（CABG）及冠状动脉成形术；阿司匹林联合抗凝、β受体阻滞剂及其他心肌保护药物。因患儿不能监测凝血指标，抗栓方案给予阿司匹林50mg每天1次 + 氯吡格雷25mg每天1次。

小结：川崎病早期诊断、早期治疗尤为重要，抓住前10天黄金治疗时段，预后大多良好，大部分患儿可自行恢复，目前死亡率下降至1%以下，死亡原因主要是由于冠状动脉瘤破裂、血栓栓塞、心肌梗死或心肌炎。

（田新利　著，马文英　审）

参考文献

[1] None. Guidelines for Diagnosis and Management of Cardiovascular Sequelae in Kawasaki Disease (JCS 2013) [J]. Circulation Journal, 2014, 78(10):2521-2562.

[2] Brian W McCrindle, Anne H Gowley, Jane W Newburger, et al. Diagnosis, treatment, and long-term management of Kawasaki disease:A scientific statement for health professionals from the American Heart Association [J]. Circulation, 2017, 135 (17): e927-e999.

[3] 中华医学会儿科学分会心血管学组 . 川崎病冠状动脉病变的临床处理建议 (2020 修订版) [J]. 中华儿科杂志 , 2020, 58 (9): 718-724.

肾移植后急性心肌梗死 7

患者 1，男性，41 岁，主因"发作性胸闷 3d，加重 2h"入院。3d 前，患者跑步时感胸闷、乏力、心悸，可忍受，休息后缓解，持续约 10min。2h 前患者情绪激动时感胸闷、乏力伴轻微气短，持续约 20min 不缓解，遂就诊于笔者所在医院急诊。患者在就诊过程中突发意识丧失，伴抽搐，心电监护示心室颤动，立即心肺复苏，电除颤 2 次，恢复窦性心律。心电图 $V_1 \sim V_4$、Ⅱ、Ⅲ和 aVF 导联 ST 段抬高，以急性心肌梗死收住院。

【既往史】

高血压 15 年，最高 180/120mmHg，口服"拜新同、卡维地洛、派唑嗪"治疗，血压控制未达标，平时 140/100mmHg，自诉肾移植术后血压正常，未再服用降血压药。慢性肾脏病（慢性肾小球肾炎可能性大）史 5 年余，肾移植术后半年，术后一直服用"麦考酚钠肠溶片、甲泼尼龙、他克莫司、百令胶囊"。否认糖尿病病史。吸烟史 10 年，40 支 / 天，已戒烟。

【入院查体】

血压 150/95mmHg，双肺呼吸音清，无干湿啰音，心率 98 次 / 分，律齐，未闻及杂音，腹部无阳性体征，双下肢不肿。

【辅助检查】

1. 血生化

肌钙蛋白 I（cTnI）5.45ng/ml ↑，肌酐（CRE）76μmol/L。

2.血尿便常规检查及生化检查

均未见明显异常。

3.心电图

急性下间壁心肌梗死，$V_1 \sim V_3$，Ⅱ，Ⅲ，aVF 导联 ST 段抬高（图 7-1）。

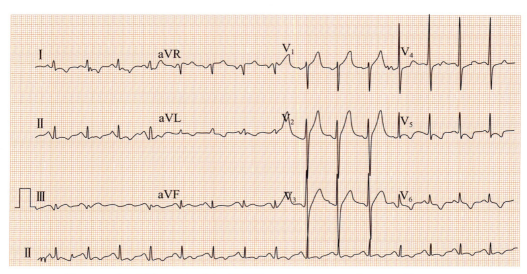

▲ 图 7-1　心电图示急性下间壁心肌梗死，$V_1 \sim V_3$，Ⅱ，Ⅲ，aVF 导联 ST 段抬高

【入院诊断】

- 冠状动脉粥样硬化性心脏病
  - 急性下间壁 ST 段抬高型心肌梗死。
  - 心功能 Killip Ⅰ 级。
- 慢性肾功能不全。
- 肾移植术后。
- 高血压 1 级（极高危）。

患者 2，男性，39 岁，主因"发作性胸痛 3 周，加重 1d"入院。3 周前，患者行走过程中出现心前区闷痛，伴气短，休息好转。2d 前晨起时再发心前区闷痛，持续 1~2min 好转，就诊当日晨起、中午外出行走时再次发作心前区闷痛，1~2min 缓解，6h 前休息时又发作心前区闷痛，程度较前加重，自服"丹参滴丸"10 粒，10min 后缓解。4h 前晚饭过程中再发心前区剧烈疼痛，出汗，呼吸困难，遂来院就诊。心电图示下后壁、右心室导联 ST 段抬高（图 7-2），以急性心肌梗死收住院。

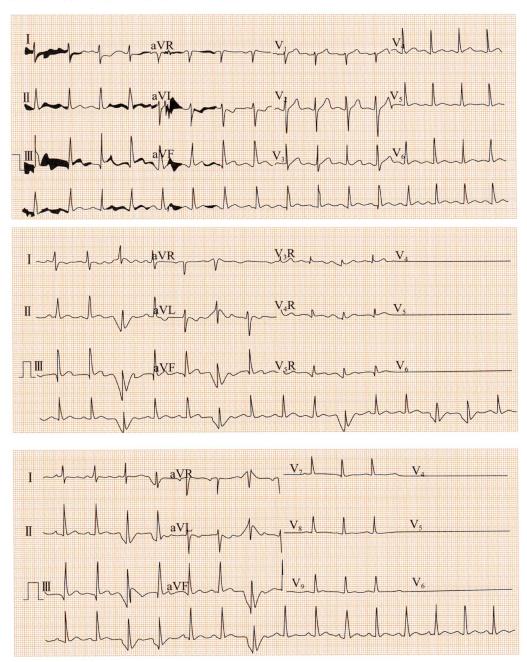

▲ 图 7-2 心电图示下后壁、右心室导联 ST 段抬高

【既往史】

慢性肾功能不全病史 7 年，右肾移植术后 5 年，术后一直服用麦考酚钠肠溶片、甲泼尼龙和他克莫司。肾性高血压病史 7 年，移植术后血压仍高，现服用卡维地洛（金络）、苯磺酸氨氯地平（压氏达）和派唑嗪治疗。患糖尿病 4 年，现接受胰岛素治疗。

【入院查体】

血压 150/90mmHg，双肺呼吸音清，无干湿啰音，心率 103 次 / 分，律齐，未闻及杂音，腹软，无压痛及反跳痛，肝脾未触及，双下肢不肿。

【辅助检查】

肌钙蛋白 I 16.4ng/ml ↑，肌酐 77μmol/L，血清 K^+ 4.17mmol/L，葡萄糖（Glu）12.5mmol/L ↑，尿酸 429μmol/L，甘油三酯 6.4mmol/L，总胆固醇 3.97mmol/L，高密度脂蛋白 0.71mmol/L，低密度脂蛋白 1.72mmol/L。

【入院诊断】

- 冠状动脉粥样硬化性心脏病
  - 急性 ST 段抬高型心肌梗死。
  - 心功能 Killip Ⅰ 级。
- 2 型糖尿病。
- 慢性肾功能不全。
- 肾移植术后。
- 高血压 1 级 (极高危)。
- 血脂异常。

【总结及知识拓展】

两例患者病例特点相似，均为青年男性，有肾移植病史，均接受术后免疫抑制剂治疗，有高血压、糖尿病、血脂异常等动脉粥样硬化危险因素，均发生了急性心肌梗死冠状动脉事件。这些提示器官移植与动脉粥样硬化心血管事件之间存在密切关联性。

心血管事件是器官移植后的常见并发症及死亡的主要原因[1, 2]。高血压、糖尿病、血脂异常和吸烟是动脉粥样硬化的主要危险因素。在不同器官移植人群中，移植后高血压的发生率高达 70%～90%[3]。移植后高血压是导致移植器官功能丧失和受者预后不良的重要原因[3]。然而，移植后高血压的控制现状并不乐观，有报道显示控制率仅为 30%～60%[3]。移植后高血压的危险因素包括受者因素和供者因素。移植相关的特殊因素包括移植器官类型、手术应激、移植器官功能和免疫抑制剂。应用免疫抑制剂与移植后高血压的发病密切相关。

目前多个指南针对肾移植后高血压病患者，建议血压控制目标为＜130/80mmHg[4]。而目前尚无针对器官移植人群的高级别证据支持；因此，临床设定治疗目标时应遵循个体化的原则。对于老年、肾功能差、合并脑血管疾病、并发症多的患者可采取相对宽松的控制目标（如血压＜140/90mmHg），以平衡利弊；对于年轻、肾功能良好、并发症轻的患者可采取较严格的控制血压措施，如＜125/75mmHg[4]。关于移植后高血压的治疗，由于移植受者术后高血压的致病机制多样，目前主张联合用药，通过多种途径达到强化降血压，平衡部分药物不良反应，减少单药剂量，以及加速起效的目的。钙调磷酸酶抑制剂（CNI）和糖皮质激素是器官移植术后最常用的抗排斥药，但它们也是与移植后高血压发病关系最密切的两类药物，因此可能需要调整免疫抑制剂治疗方案，常见的调整方案包括移植后早期低剂量 CNI 方案、取代CNI 的方案，以及无激素或低剂量激素的方案。

肾移植术后血脂异常的发生率高达 80%[5]，主要表现为总胆固醇、低密度脂蛋白胆固醇和甘油三酯均升高，体重增加，以及胰岛素抵抗。肾移植受者不但具有与普通人群导致血脂异常共有的危险因素，同时移植相关因素也至关重要，免疫抑制剂可改变和修饰脂质代谢通路，导致不同程度的总胆固醇和甘油三酯升高，并具有剂量相关性。此外，免疫抑制剂也可导致高血压、新发糖尿病等代谢异常，进一步增加动脉粥样硬化心血管疾病的风险。指南推荐[4]器官移植受者从移植术前和围手术期开始监测血脂水平，检测内容应包括总胆固醇、低密度脂蛋白胆固醇、高密度脂蛋白胆固醇和甘油三酯。

针对器官移植受者血脂代谢异常的防治[5]，首先要评估血脂代谢状态和危险分层，强调所有器官移植受者均应建立和坚持健康的生活方式。对于血脂代谢异常的受者首先采用积极的非药物治疗。药物治疗首先要考虑受者的安全性和对移植器官的影响。药物治疗的原则是低剂量、单一药物，首选他汀类，不推荐调血脂药物的联合应用。调整免疫抑制剂方案须慎重，必须调整时应首先考虑减少和撤除糖皮质激素。选用调血脂药物时必须考虑与免疫抑制剂或其他药物的相互作用，以及对移植器官功能的影响，必要时应通过计算受者的肾小球滤过率调整调血脂药物的剂量。

移植后糖尿病（post-transplantation diabetes mellitus，PTDM）的发病率可高达46%[6]，进行PTDM的诊断的时机为，患者出院后且病情稳定，同时服用稳定剂量的免疫抑制剂，移植器官功能稳定且不存在感染。

PTDM是一类与免疫抑制剂相关的糖尿病，患者自身的糖尿病危险因素对PTDM的发生也至关重要。糖皮质激素加重胰岛素抵抗，增加肝糖输出，对血糖的影响呈剂量依赖性。CNI减少胰岛素的分泌、增加B细胞凋亡、影响胰岛素信号转导通路。雷帕霉素靶蛋白抑制剂（mTORi）西罗莫司影响胰岛素信号传导途径，加重胰岛素抵抗；此外，这类药物具有抗增殖作用，可抑制B细胞的增生，增加B细胞凋亡。

PTDM的管理[7, 8]包括以下方面。

(1) 筛查：移植术后4周内每周检查1次血糖，随后1年中每3个月检查1次，此后每年筛查1次。

(2) 预防：生活方式干预是基础，药物干预的数据非常有限，指南尚无药物干预的推荐。

（3）血糖管理：血糖控制目标，在保证安全的前提下，餐前血糖4.4～7.2mmol/L，餐后高峰血糖＜10.0mmol/L。PTDM的长期血糖管理仍以胰岛素治疗为主，部分患者可考虑口服药治疗，但目前关于口服降血糖药在移植患者中应用的安全性和有效性研究较少。

综上所述，器官移植后需定期进行血压、血脂、血糖监测，必要时做运动负荷试验，积极开展心血管危险因素的早期综合评估与管理，以降低移植后患者的心血管事件风险。

（尹春琳　著，吴　元　审）

参考文献

[1] Awan AA, Niu J, Pan JS, et al. Trends in the causes of death among kidney transplant recipients in the United States(1996–2014) [J]. Am J Nephrol, 2018, 48 (6):472.

[2] Rangaswami J, Mathew RO, Parasuraman R, et al. Cardiovascular disease in the kidney transplant recipient:epidemiology, diagnosis and management strategies [J]. Nephrol Dial Transplant, 2019(34):760–773.

[3] 中华医学会器官移植分会，中国医师协会器官移植医师分会. 中国器官移植受者的高血压诊疗指南 [J]. 器官移植，2016, 7 (4):255–262.

[4] 中华医学会器官移植学分会. 中国实体器官移植术后高血压诊疗规范 (2019 版) [J]. 器官移植，2019, 10 (2):112–121.

[5] 中华医学会器官移植学分会，中国医师协会器官移植医师分会. 中国器官移植受者血脂管理指南 [J]. 器官移植，2016, 7 (4):243–254.

[6] AU Cosio FG, Pesavento TE, Osei K, et al. Post-transplant diabetes mellitus:increasing incidence in renal allograft recipients transplanted in recent years [J]. Kidney International, 2001, 59 (2):732.

[7] Fatourou EM, Tsochatzis EA. Management of metabolic syndrome and cardiovascular risk after liver transplantation [J]. Lancet Gastroenterol Hepatol, 2019, 4 (9):731–741.

[8] 石炳毅，贾晓伟，李宁. 中国移植后糖尿病诊疗技术规范 [J]. 器官移植，2019, 10 (1):1–9.

8 药物中毒性心肌病

患者，男性，57 岁，主因"干咳、气短 1 个月，水肿 2 周"入院。患者于 2014 年 1 月 26 日开始出现气短、干咳，夜间重且不能平卧。2014 年 2 月 2 日逐渐出现颜面及双踝凹陷性水肿，夜间加重，晨起可减轻。2014 年 2 月 21 日行超声心动图示：全心增大，左心室舒张末期内径（LVEDD）61mm，左心室射血分数（LVEF）24%，室壁运动普遍减低，限制性舒张功能减低，少量心包积液，中度肺高压（61mmHg）。诊断为扩张型心肌病，间断予利尿药治疗，症状未见明显好转，为进一步治疗入院。

【既往史】

有抑郁、强迫症病史，近 5 年口服"氯米帕明"，症状控制良好；曾有长期大量饮酒史，已戒 10 年。

【入院查体】

血压 102/74mmHg，心率 99 次 / 分，SpO_2 100%，颈静脉充盈，双肺未及明确干湿啰音，心界向左扩大，双下肢轻度可凹性水肿。

【辅助检查】

1. 实验室检查

脑利尿钠肽（BNP）486ng/L ↑。血常规、肝肾功能、尿常规、便常规 +

潜血、心肌酶、红细胞沉降率（ESR）、血清蛋白电泳、血＋尿免疫固定电泳、甲状腺功能正常。

2. 心电图

大致正常心电图、T波改变（图8-1）。

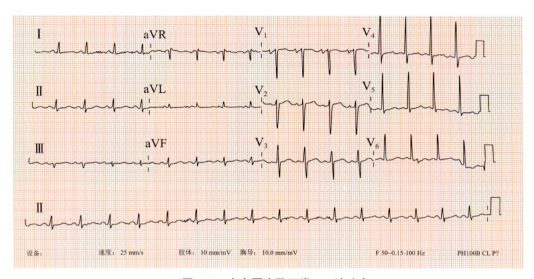

▲ 图 8-1　心电图大致正常、T 波改变

3. 超声心动图

左心室舒张末期内径（LVEDD）62mm，左心室射血分数（LVEF）22%，全心增大，左心室收缩功能重度减低，左心室限制性舒张功能减低，轻度二尖瓣及三尖瓣关闭不全，轻度肺高压，极少量心包积液（图8-2）。

4. 心脏磁共振 CMR

左、右心室扩大，心脏射血功能减低，LVEF 17.1%，右心室射血分数（RVEF）13.1%，心肌未见明显延迟强化。

5. 冠状动脉 CT、动态心电图 Holter

未见异常。

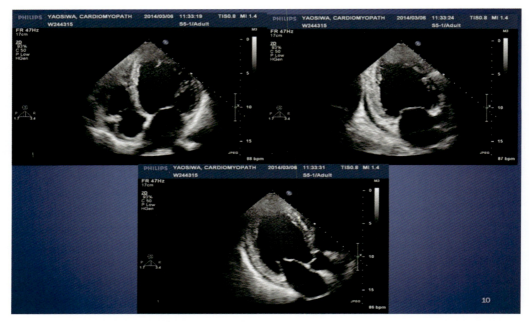

▲ 图 8-2　超声心动图示 LVEDD 62mm，LVEF 22%，全心增大，左心室收缩功能重度减低，左心室限制性舒张功能减低，轻度二尖瓣及三尖瓣关闭不全，轻度肺高压，极少量心包积液

【入院诊断】

- 心肌病变原因待查。
- 扩张型心肌病？
- 心功能 II 级（NYHA 分级）。
- 抑郁症、强迫症。

【诊疗经过】

患者入院后请心理医学科会诊，考虑患者为焦虑抑郁处缓解状态，可停药，遂减停氯米帕明（2014 年 3 月 10 日完全停止）。给予培哚普利 4mg，每天 1 次；琥珀酸美托洛尔缓释片 47.5mg，每天 1 次；螺内酯片 20mg，每天 1 次；呋塞米片 10mg，每天 1 次。治疗后症状缓解，住院复查，BNP 降至 184ng/L。

【出院诊断】

- 心肌病变
  - 药物相关性不除外。
- 全心扩大。
- 心功能 II 级（NYHA 分级）。
- 焦虑抑郁（缓解状态）。

【预后】

2012 年 4 月 22 日随访，患者可上 5 楼，心功能评估为 NYHA I 级。查体：血压 105/70mmHg，心率 65 次/分。BNP 67ng/L。超声心动图：LVEDD 57mm、LVEF 53%。强迫症再次出现，心理医学科建议加用非三环类药（帕罗西汀）、心脏病用药暂未调整。随诊诊断为药物相关心肌病变（三环类抗抑郁药：氯米帕明）。4 个月后随访患者可上 5 楼，心功能评估为 NYHA I 级，强迫症症状减轻。

【总结及知识拓展】

本例患者为中年男性，病例特点表现为干咳、气短，夜间不能平卧，双下肢水肿，既往有抑郁强迫症史，已服用氯米帕明 5 年，无高血压或缺血性心肌病病史。超声心动图及 CMR 示全心增大，左心室舒张末期容积增大，伴有严重的左心室收缩功能障碍，室壁运动普遍减低。心电图、CTA 和 Holter 未见明显异常。该患者被认为是由三环类抗抑郁药氯米帕明引起的心肌病，逐步减停氯米帕明，并给予血管紧张素转换酶抑制药、β 受体阻滞药、利尿药及醛固酮受体拮抗剂治疗后，症状好转、BNP 下降。3 个月后随访患者，干咳、气短症状明显好转，超声心动图示左心室收缩功能改善，左心室射血分数从 22% 增加到 53%。根据本例药物相关性心肌病，我们应警惕抗精神类药所致心肌损害，并提示我们如能及时确诊，应减量或停用相关药物，一般可改善患者预后。及时的影像学检查是必需的，有助于对疾病的诊断，CMR 无延迟强化可能作为预后较好的标志。

药物性心肌病是指因服用抗肿瘤药（如多柔比星）、治疗精神病的药物（如抗抑郁药）、治疗心血管病的药物或抗寄生虫药导致以心脏扩大、心律失常和心功能不全为主要表现的心肌病。大多数药物性心肌病的重症患者临床上表现为扩张型心肌病的特征，最终可导致致命性心力衰竭。根据 2016 年 ESC 关于扩张型心肌病和收缩功能减低性非扩张型心肌病定义的修正指出，病因中抗精神类药包括氯氮平、奥氮平、氯丙嗪、利培酮、锂，以及哌甲酯和三环类抗抑郁药[1]。其中，抗抑郁药致心肌病的病例报道以氯氮平为常见。一项研究发现接受氯氮平治疗的患者发展为扩张型心肌病的可能性至少是普通人群的 5 倍[2]。在其他病例报道中发现氯氮平可引起缓慢进行性中毒性扩张型心肌病，可能与药物的累积效应有关，停药使心室功能改善[3]。尚不清楚三环类抗抑郁药的慢性治疗对心肌的影响，以及其在心肌病发生发展中的作用；但已有报道，一些长期服用三环类抗抑郁药所致的心力衰竭患者在停用这些药物后得到了改善[4]。在一项随机双盲对照试验中，研究人员通过对 24 名合并基础心脏病的抑郁症患者给予三环类与安慰剂对照观察，随访 1 个月后发现两组无显著差异，研究认为三环类可安全用于有基础心脏病的患者[5]。但我们所观察到抗精神类药所致的心肌病，多与用药时间长及药物用量积累有关，上述研究只进行了 4 周的随访，所以关于三环类是否可以致心肌病变需要更长时间的随访和观察。

扩张型心肌病的定义为左心室或双心室扩张伴收缩功能不全，且排除高血压和瓣膜病等负荷异常，或者导致大面积收缩功能异常的冠状动脉疾病。扩张型心肌病诊断包括临床诊断及病因诊断，临床诊断标准为以下具有心室扩大和心肌收缩功能降低的客观证据：①左心室舒张末内径 > 5.0cm（女性）和 > 5.5cm（男性）；② LVEF < 45%，LVFS < 25%；③发病时除外高血压、心脏瓣膜病、先天性心脏病或缺血性心脏病。在病因诊断中药物中毒性扩张型心肌病的主要诊断标准：服药前无心脏病证据，服药后

出现心律失常、心脏增大和心功能不全的征象，并且不能用其他心脏病解释者可诊断为药物中毒性心肌病[6]。客观的影像学证据是诊断此病的关键，超声心动图是诊断和评估扩张型心肌病的常用重要的检查方法（Ⅰ类推荐）；冠状动脉造影和CT血管成像被用来排除缺血性心肌病（Ⅰ类推荐）；胸部X线检查常伴有肺淤血、肺水肿或胸腔积液的表现（Ⅰ类推荐）；心电检查可见期前收缩、传导阻滞和ST-T异常等改变（Ⅰ类推荐）；心脏磁共振平扫和延迟成像技术不仅可以准确测心肌功能，还可以识别心肌组织学特性，对DCM风险评估及预后判断有重要价值（Ⅰ类推荐）；放射性核素扫描可见收缩和舒张末期容积增大，LVEF降低，运动或药物负荷试验可用于排除冠状动脉疾病引起的缺血性心肌病；心内膜心肌活检和组织病理学检查有助于心肌病的病因诊断。而关于抗抑郁药中毒性心肌病的防治措施2018年中国扩张型心肌病指南并未作详细推荐，我们可参考抗肿瘤药致药物性心肌病的防治原则：①对化学治疗患者应评价其基线心功能，在完成化学治疗时或治疗间歇期出现心力衰竭症状时便于评价和比较心功能（B级证据）；②如提示化学治疗导致心功能恶化，应仔细评价继续化学治疗的获益是否会产生不可逆的心脏损害（C级证据）；③伴有收缩性心力衰竭的肿瘤患者应接受规范心力衰竭治疗（B级证据）；④化学治疗期间建议使用细胞能量代谢药（如辅酶Q）（C级证据）；⑤发生心力衰竭患者，启用心力衰竭的标准药物治疗。虽然抗抑郁药与抗肿瘤药性心肌病的机制可能并不一样，但是对于临床防治过程中，患者的基础心功能测定，持续观测使用药物时心功能的变化是相同的，要深入了解用药的种类、方式、剂量等，设法从多种药物中找出致病药物，当出现心力衰竭症状，必须及时启动标准药物治疗。严格掌握适应证是防止本病的关键，尤其对于合并基础心脏疾病的患者，应定期做心电图、超声心动图和血清酶学等检查，一旦发现心脏损害，应减量、停药，或者改用其他药物代替。

（曾　勇　刘永太　丁耀东　著，马文英　审）

参考文献

[1] Pinto YM, Elliott PM, Arbustini E, et al. Proposal for a revised definition of dilated cardiomyopathy, hypokinetic non-dilated cardiomyopathy, and its implications for clinical practice: a position statement of the ESC working group on myocardial and pericardial diseases[J]. European Heart Journal, 2016,37(23):1850-1858.

[2] Kilian JG, Kerr K, Lawrence C, et al. Myocarditis and cardiomyopathy associated with clozapine[J]. Lancet (North American Edition), 1999, 354(9193):1841-1845.

[3] Taneja AK, Wong J, Bayliss J. Antipsychotic-drug-induced dilated cardiomyopathy[J]. BMJ Case Rep. 2009;2009:bcr09.2008.0958.

[4] V Martí, Ballester M, Obrador D, et al. Reversal of dilated cardiomyopathy after chronic tricyclic antidepressant drug withdrawal[J]. International Journal of Cardiology, 1995, 48(2):192-194.

[5] Veith RC, Raskind MA, Caldwell JH, et al. Cardiovascular effects of tricyclic antidepressants in depressed patients with chronic heart disease.[J]. New England Journal of Medicine, 1982, 306(16):954-959.

[6] 中华医学会心血管病学分会，中国心肌炎心肌病协作组. 中国扩张型心肌病诊断和治疗指南 [J]. 临床心血管病杂志，2018, 34(5):421-434.

伴腹痛、血尿的淀粉样变性心肌病 9

患者，女性，44岁，因"间断呼吸困难2年，加重4个月"入院。2年前步行100m后出现呼吸困难，伴胸闷、乏力、双下肢水肿，自觉尿量减少，外院予利尿治疗后无好转，1年前患者呼吸困难加重，步行不足50m即出现呼吸困难，伴有夜间不能平卧、阵发性呼吸困难，食欲缺乏、腹胀，并逐渐出现吞咽困难、言语不清。4个月前患者白天亦呈端坐呼吸、不能平卧，尿量较前明显减少，每天400ml左右，4个月前外院心电图提示 $V_1 \sim V_3$ 呈 QS 型，超声心动图示左心室壁增厚，考虑为肥厚型心肌病，经利尿治疗后症状无好转。一天前患者于笔者所在医院门诊测血压110/70mmHg，考虑为心力衰竭，予"福辛普利5mg、比索洛尔2.5mg和托拉塞米5mg"口服，为进一步诊治收入院。患者自发病以来，精神、睡眠差，进食差，尿量如前述，入院前一天仅进食1根香蕉。腹泻5~6次，为黄色稀便，每次量50~100ml。体重较1年前减少5kg。

【既往史】

否认高血压、糖尿病、高脂血症病史，无吸烟饮酒史。16岁初潮，（5~7）/（20~30），末次月经时间为入院前2周，量正常。23岁结婚，婚后育有2女，子女及配偶均体健。父母均因脑血管疾病病故，无类似心脏疾病家族史。

【入院查体】

体温 36.2℃，脉搏 90 次 / 分，呼吸 26 次 / 分，血压 70/40mmHg。神志清楚，精神弱，半卧位，四肢末梢温暖。口唇发绀，言语不清，舌体肥厚，不能伸舌。颈静脉充盈，双肺底叩诊浊音，双下肺呼吸音低，可闻少量中小水泡音。心界扩大，心律齐，心音低钝，$A_2 > P_2$，各瓣膜听诊区未闻及杂音。腹部皮肤质硬，全腹无压痛，肝脾肋下未触及。双下肢重度可凹性水肿直至腹部。

【辅助检查】

1. 血常规

白细胞 2.77×10^9/L ↓，红细胞 3.31×10^9/L ↓，血红蛋白 97.0g/L ↓，血小板 171×10^9/L。

2. 生化

总蛋白 62g/L ↓，白蛋白 33.6g/L ↓，谷丙转氨酶（ALT）16U/L，谷草转氨酶（AST）17U/L，总胆红素 10.5μmol/L，直接胆红素 4.6μmol/L，肌酐（CRE）64μmol/L，尿素氮（BUN）10.2mmol/L，N 端脑利尿钠肽前体（NT-proBNP）2540pg/ml ↑。

3. 动脉血气分析（不吸氧）

pH 7.40，$PaCO_2$ 37.8mmHg ↑，PaO_2 57.7mmHg ↓，SaO_2 89.7% ↓。

4. 心电图

窦性心律，肢体导联低电压，$V_1 \sim V_3$ 导联呈 QS 型（图 9-1）。

5. 胸部 X 线片

两侧胸腔积液，双下肺膨胀不全，心影显示不清（图 9-2）。

6. 超声心动图

左心室壁弥漫增厚（室间隔 15.5mm，后壁 13.4mm，心肌呈颗粒状回声增强），房间隔增厚，左心房增大（前后径 32.2mm，面积 21cm^2），左心房压

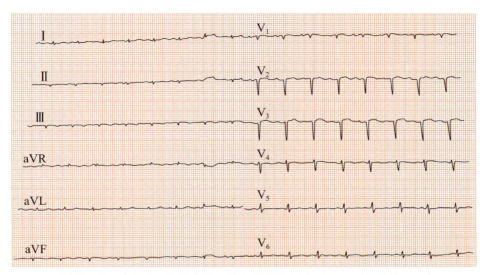

▲ 图 9-1　心电图：窦性心律，肢体导联低电压，V_1～V_3 导联呈 QS 型

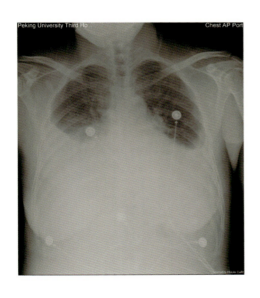

◄ 图 9-2　胸部 X 线片示双侧胸腔积液，双下肺膨胀不全，心影显示不清

25mmHg，左心室射血分数（LVEF）53%，下腔静脉增宽，呼吸运动度减低，心包积液（极少量）（图 9-3）。

7. 免疫球蛋白七项、蛋白电泳

未见异常。

8. 血尿、血 / 尿 κ 和 λ 轻链、尿本周蛋白

未见异常。

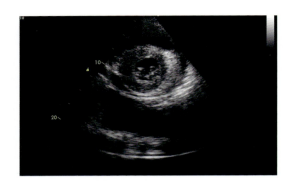

◀ 图 9-3　超声心动图示左心室壁弥漫增厚，心肌呈颗粒状回声增强

9. 抗核抗体（ANA）、抗 ENA 抗体、抗 ds DNA 抗体

阴性。

10. 骨髓活检

造血细胞增生活跃，三系均可见，比例未见异常，较多浆细胞增生，κ 及 λ 免疫组化染色均阳性，增生的浆细胞为多克隆性。慢性炎症可能性大，早期浆细胞瘤不能完全除外。

11. 骨髓流式细胞学检测

异常浆细胞比例为 2.08%，考虑为浆细胞性肿瘤。

12. 腹部皮肤活检

腹壁皮下脂肪似有均质淀粉样物质沉积，刚果红染色阴性（图 9-4A）。舌活检：舌侧缘刚果红染色阳性（图 9-4B）。

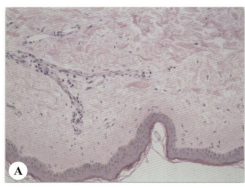
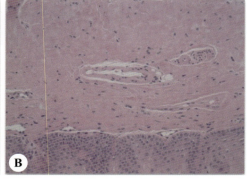

▲ 图 9-4　腹部皮肤活检结果

A. 腹部增厚处皮肤活检；腹壁皮下脂肪似有均质淀粉样物质沉积，刚果红染色阴性；B. 舌活检；舌侧缘刚果红染色阳性（HE，20×10）

【入院诊断】

- 慢性心力衰竭急性加重。
- 淀粉样变性心肌病?
- 心脏扩大。
- 心功能IV级（NYHA 分级）。

【诊疗过程】

入院后予吸氧、适当补液、纠正心力衰竭治疗，同时加用美法仑与地塞米松进行化学治疗，过程顺利。患者出现腹痛，肉眼血尿。查体：右腹部压痛，可疑反跳痛，右肋脊角压痛，右肾区叩击痛阳性，墨菲征阴性。腹部B超：右肾盂及右输尿管上段扩张，中段显示不清，未见明显高回声影，胆囊、胰腺、阑尾区未见异常。腹部CT：腹部皮下脂肪密度弥漫不均匀增高，腹腔内脂肪密度弥漫增高，肝胆胰脾未见异常，右侧肾盂及输尿管上段轻度积水，未见明显高密度结石影，多发淋巴结肿大（腹腔、腹膜后、腹股沟）；肺CT示胸腔大量积液，双下肺不张，心包内密度增高。肾盂造影：右肾轻度积水（右肾盂、肾盏轻度扩张），下方输尿管通畅。膀胱镜示膀胱黏膜粗糙，多发灶状出血点，伴周围黏膜红肿（图9-5）。

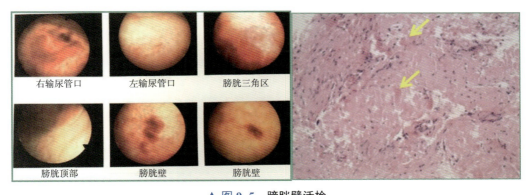

右输尿管口　　　左输尿管口　　　膀胱三角区

膀胱顶部　　　膀胱壁　　　膀胱壁

▲ 图 9-5　膀胱壁活检

膀胱镜活检，刚果红染色阳性

【出院诊断】

• 系统性淀粉样变性。

【总结及知识拓展】

淀粉样变性是一种细胞外淀粉样物质沉积于血管壁及组织中的多系统疾病，可分为原发性、继发性或遗传性，或分为局部性或系统性。病程可呈良性经过，亦可呈恶性进展。淀粉样变性心肌病较少见，容易误诊和漏诊。心肌淀粉样变在临床上多表现为进行性难治性心力衰竭或不明原因的多浆膜腔积液、左心室肥大伴心电图低电压、左心室壁均匀肥厚伴室壁弥漫性活动性减低[1]。淀粉样物质还可以在多系统沉积，因此临床上应注意其他系统受累的表现。淀粉样变累及心脏者预后极差，早期诊断和治疗可能提高患者生存率。

原发性淀粉样变性（primary systemic amyloidosis，PSA）是由于单克隆免疫球蛋白的轻链或轻链片段以异常淀粉样纤维结构的形式沉积在组织导致全身性疾病，其淀粉样蛋白由淀粉样轻链蛋白（amyloidprotein light chain，AL）组成，也称 AL 型淀粉样变性；继发性淀粉样变性多继发于慢性感染、自身免疫疾病、肿瘤及代谢异常，其淀粉样蛋白由淀粉样蛋白 A（amyloid A，AA）组成；遗传性者主要由 AA 组成。

淀粉样变性心肌病（cardiac amyloidosis，CA）是淀粉样蛋白质物质沉积在心肌组织内，改变细胞代谢、钙转运、受体调节和细胞水肿等所致的一种限制性心肌病。CA 临床表现多样化及缺乏特异性，易将其漏诊或误诊为肥厚型心肌病或其他病因的限制性心肌病。因此，临床上早期识别与诊断 CA 就显得尤为重要，左心室非扩张型肥大（"质"）而 ECG 肢体导联低电压（"电"）的"质/电"矛盾现象，是诊断 CA 的重要线索。典型辅助检查表现如下。

1. 心电图

(1) 肢体导联低电压：Murtagh 等发现 46% 的 CA 患者肢体导联低电压，

全部肢体导联电压≤ 0.5mV 或全部胸前导联电压≤ 1mV，可能与淀粉样蛋白浸润干扰心室壁内电传导，以及与心包或胸腔积液有关 [1]。

(2) 类梗死样表现：胸前导联 R 波变小或缺失，胸壁导联出现 Q 波，其发生率为 40.2% 左右，28% 患者同时存在低电压及类似心肌梗死改变，这种 ECG 缺血样改变可能是淀粉样物质浸润心肌小血管导致管腔狭窄和心肌肥厚相对供血不足造成。

2. 超声心动图

心肌回声增强、呈颗粒闪光点回声（闪耀征）：为 CA 患者最为典型的改变，其原因可能是心内膜心肌间淀粉样物质和胶原物质沉积，超声心动图表现为强的闪耀状反射颗粒，是淀粉样物质心肌浸润的独有特征，超声诊断心脏淀粉样变性敏感性 87%、特异性 81%，当合并有心房增厚超过 6mm 时特异性可达到 100%，但其仅在 47% 的患者中出现。

3. 心脏磁共振

CA 患者心脏磁共振（cardiovascular magnetic resonance，CMR）表现为延迟钆增强（late gadolinium enhancement，LGE），且病理学研究表明 LGE 显像区域为淀粉样物质沉积区域，两者相关性良好，可为心肌淀粉样变的特异性表现。

4. 病理活检

心肌活检仍是诊断 CA 的金标准，但取材困难，多数患者不易接受，难以开展。如果临床和超声心动图、MRI 提示有淀粉样变性，可通过心肌外组织获得淀粉样蛋白沉积物的免疫特征从而明确诊断 CA。腹壁脂肪组织活检为诊断 CA 最常用的方法，阳性率为 72%～100%，如果阴性可进一步活检唾液腺。其他常见部位包括舌、浅筋膜、肾脏、骨髓、胃和直肠黏膜等。

当患者有以下特征应高度怀疑淀粉样变心肌病：①心室腔不大伴进行性难治性心力衰竭；②左心室肥大伴心电图低电压；③既往有高血压伴进行性低血压及类似陈旧性心肌梗死图形；④左心室壁均匀肥厚伴室壁活动弥漫性减低；⑤舌体宽大肥厚。可通过直接心内膜下心肌取材，或结合超声心动图示增厚的室间隔内散在的颗粒状增强回声这一特征，通过心外组织如舌、直肠黏膜、齿龈等取材，经组织化学染色阳性来确诊。

淀粉样物质累及泌尿系统，常表现为膀胱肿物或者肾脏受损，患者表现为血尿，肾功能受损或蛋白尿。淀粉样物质沉积于上尿路引起腹痛、尿路梗阻的相对比较罕见[2]。此例患者突发腹痛结合淀粉样变性心肌病病史，需高度怀疑泌尿系统淀粉样变，行膀胱镜及逆行肾盂造影，最终膀胱镜活检病理证实。

治疗方面：①心力衰竭的治疗。肾素－血管紧张素系统（RAS）阻滞药和β受体阻滞药非常容易引起低血压，应慎用。洋地黄类与淀粉样物质结合后不易清除，钙通道阻滞药具有明显的负性肌力作用，因此洋地黄类和钙通道阻滞药属禁忌[3]。②针对原发病，AL淀粉样变性前体蛋白是单克隆免疫球蛋白轻链，由异常的浆细胞生成。骨髓瘤者约10%并发AL淀粉样变性，AL淀粉样变性约20%的基础病是骨髓瘤和淋巴增生性疾病，因此采取与骨髓瘤等血液病同样的治疗。目前常用的是美法仑联合泼尼松的MP方案，但个体差异大。③自体干细胞移植：药物治疗后行自身外周血干细胞移植，可清除克隆性增生的浆细胞，改善受累器官的功能，目前认为是最有效的方法。但心脏受累的患者，是否适合行自体干细胞移植尚无明确证据。

（韩江莉　王方芳　著，田新平　审）

参考文献

[1] Murtagh B, Hammill SC, Gertz MA, et al. Electrocardiographic findings in primary systemic amyloidosis and biopsy—proven cardiac lnvolvement [J]. A J CanlM, 2005, 95 (4):535–537.

[2] Akira Kawashima, Wade G Alleman, Naoki Takahashi, et al. Imaging evaluation of amyloidosis of the urinary tract and retroperitoneum [J]. RadioGraphics, 2011, 31:1569–1582.

[3] Rubinow A, Skinner M, Cohen AS. Digoxin sensitivity in amyloid cardiomyopathy [J]. Circulation, 1981, 63:1285–1288.

患者，男性，26岁，主因"头痛8d，胸痛6d"入院。2017年7月10日患者无明显诱因出现持续性头痛，左侧为著，伴头晕。7月12日患者劳累后出现胸痛，症状持续不缓解。就诊外院，查心电图示窦性心律，II、III、aVF导联ST段压低、T波倒置。心脏标志物：肌酸激酶（CK）1087U/L↑，肌酸激酶同工酶（CK-MB）62.9μg/L↑，肌钙蛋白I（cTnI）4.2μg/L↑。颅脑磁共振：左侧小脑半球软化灶。为进一步诊治就诊笔者所在医院。

【既往史】

患者10岁时当地医院诊断为血小板减少性紫癜，曾口服激素类药物（具体不详）约1年，复查血小板正常后停药。不嗜烟酒。

【入院查体】

心率84次/分，血压88/59mmHg，SpO_2 98%（氧流量2L/min）。律齐，各瓣膜听诊区未闻及杂音，双下肺呼吸音低，腹软，无压痛。双下肢不肿。脑膜刺激征、双侧巴宾斯基征（－）。

【辅助检查】

1. 血常规

白细胞 8.15×10^9/L，血红蛋白 119g/L，血小板 180×10^9/L。

2. 生化

K^+ 3.7mmol/L，谷丙转氨酶 29U/L，肌酐 78μmol/L，总胆固醇 3.97mmol/L，甘油三酯 1.66mmol/L，低密度脂蛋白胆固醇 2.68mmol/L，高密度脂蛋白胆固醇 0.62mmol/L；凝血：凝血酶原时间（PT）14.1s，活化部分凝血活酶时间（APTT）53.0s，纤维蛋白原 4.35g/L，D- 二聚体 0.39mg/L；心脏标志物：CK 1240U/L ↑，CK-MB 91.2μg/L ↑，cTnI 15.458μg/L ↑，肌红蛋白 111μg/L ↑；N 端脑利尿钠肽前体（NT-proBNP）2467pg/ml；炎症指标：红细胞沉降率（ESR）83mm/h ↑，C 反应蛋白（CRP）49.51mg/L ↑；免疫球蛋白、补体（−）。抗核抗体（ANA）、抗单链 DNA 抗体、抗 ENA 抗体、抗中性粒细胞胞质抗体（ANCA）均阴性。抗心磷脂抗体 52PL IgG-U/ml ↑，抗 β_2 糖蛋白 1 抗体 > 200RU/ml，狼疮抗凝物 2.79s。

3. 心电图

交界性自主心律，室率 78 次 / 分，Ⅲ 导联 Q 波形成，Ⅱ、Ⅲ、aVF、$V_4 \sim V_6$ 导联 T 波倒置（图 10-1）

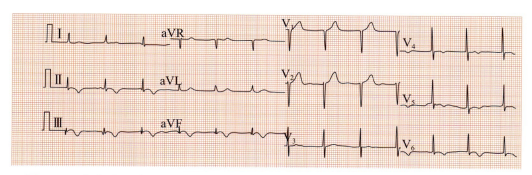

▲ 图 10-1　心电图示交界性自主心律，室率 78 次 / 分，Ⅲ 导联 Q 波形成，Ⅱ、Ⅲ、aVF、$V_4 \sim V_6$ 导联 T 波倒置

4. 超声心动图

左心室下后壁变薄、无运动，左心室收缩功能减低，左心室射血分数（LVEF）45%。

5. 冠状动脉造影 + 光学相干断层成像（optical coherence tomography，OCT）

影像学检查结果见图 10-2。

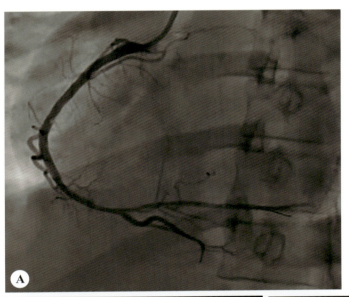

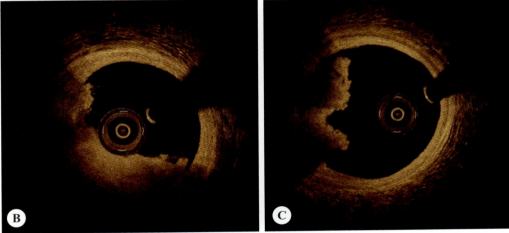

▲ 图 10-2　A. 冠状动脉造影可见右冠状动脉全程多发血栓影；B 和 C. OCT 显示右冠状动脉远段管腔内可见大量血栓

6. 颅脑磁共振血管成像（MRA）

颈内静脉、乙状窦高信号，血栓不除外（图 10-3）。

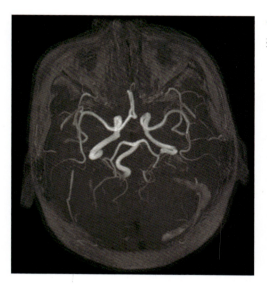

◀ **图 10-3　颅脑 MRA**

颈内静脉、乙状窦高信号，血栓不除外

7. 主动脉 CT 血管成像（CTA）

右髂内动脉闭塞（图 10-4）。

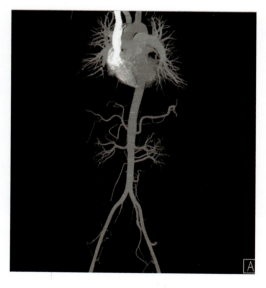

◀ **图 10-4　主动脉 CTA 示右髂内动脉闭塞**

【诊疗经过】

7月18日患者出现右下腹刺痛，与进食无关，不伴发热、恶心、呕吐、腹泻等不适，程度逐渐加重。腹部 CT：阑尾肿胀，可见较多粪石，周围无明显渗出。外科会诊：急性阑尾炎明确。

采取两个方面治疗。①抗栓治疗：继续阿司匹林 100mg 每天 1 次，加用低分子肝素抗凝过渡至华法林口服，INR 2.0～3.0。②急性阑尾炎：禁食水，抗感染治疗后，腹痛症状、体征逐渐缓解，逐渐恢复饮食。

【最终诊断】

- 原发性抗磷脂综合征。
- 急性心肌梗死（下、后壁）。
- 右髂内动脉闭塞。
- 乙状窦血栓形成。
- 急性阑尾炎。

【总结及知识拓展】

本患者的临床症状、心电图及心肌酶等结果均符合急性心肌梗死。但是患者为青年男性，无其他冠心病危险因素，临床考虑冠状动脉粥样硬化性心脏病的诊断证据不足。入院后完善冠状动脉造影及 OCT 检查，证实了冠状动脉多发血栓形成。除了冠状动脉受累以外，患者还有其他脏器受累的表现，包括右髂内动脉闭塞、乙状窦血栓形成、急性阑尾炎和既往血小板减少性紫癜病史；因此，诊断上需要考虑系统性疾病，特别是自身免疫性疾病的可能。患者抗磷脂抗体阳性（antiphospholipid antibody，aPL），最终确诊抗磷脂综合征（antiphospholipid syndrome，APS）。

APS 是一种系统性自身免疫性疾病。临床上以动静脉血栓形成、病理性妊娠为主要表现，其血清中可存在 aPL。APS 的发病机制可能是由于 aPL 对凝血途径产生的多种作用[1, 2]，而 aPL 产生的原因目前还不太清楚。APS 可分为原发性 APS 和继发性 APS，其中继发性 APS 多见于系统性红斑狼疮。目前诊断 APS 最常用的分类标准还是 2006 年悉尼国际 APS 会议修订的分类标准（表 10-1）[3]。本患者存在血管栓塞事件，包括冠脉血栓和乙状窦血栓；同时，实验室检查提示抗心磷脂抗体（anticardiolipin antibody，aCL）、抗 β_2 糖蛋白 1 抗体及狼疮抗凝物（lupus anticoagulant，LA）均阳性，临床诊断 APS 明确。文献中也有 APS 合并阑尾炎的报道[4]，APS 合并阑尾炎的病理表现为炎症细胞浸润、累及小血管的纤维样坏死。此外，APS 还可以有其他系统受累的表现：①皮肤：网状青斑、指（趾）坏疽、皮肤溃疡；②血液系统：血小板减少、自身免疫性溶血性贫血；③呼吸系统：肺栓塞、肺动脉高压、急性呼吸窘迫综合征；④心血管系统：累及瓣膜，包括瓣膜增厚和瓣膜结节。

本患者的治疗方面首先是急性血栓的处理及长期的血栓二级预防。入院后给予患者低分子肝素抗凝及抗血小板治疗后，患者胸痛及头痛症状好转，考虑临床治疗有效。同时患者原发性 APS 诊断明确，临床存在多发动脉血栓，需要行长期的血栓二级预防治疗，根据指南予以低剂量阿司匹林 + 标准强度华法林（INR 2.0～3.0）治疗。对原发性 APS 的治疗主要是对症处理、防止血栓和流产再发生，一般不需用激素或免疫抑制剂治疗。而继发性 APS，如继发于系统性红斑狼疮或伴有严重血小板减少等特殊情况，可考虑激素或免疫抑制剂治疗[5, 6]。该患者 APS 诊断明确，在 1 周内出现 2 个脏器的血栓形成，还需怀疑灾难性抗磷脂综合征（catastrophic antiphospholipid syndrome，CAPS），治疗上除抗栓外，可考虑加用糖皮质激素和免疫抑制剂治疗。此外，该患者炎性指标明显升高，应该考虑合并炎症性疾病可能，需进一步随诊。

本例患者以典型的急性心肌梗死表现起病，但是患者为青年，而且存在其他系统受累表现，提示可能存在某个系统性疾病。进一步检查证实全身多发静脉血栓，随后完善 APS 相关抗体筛查后明确诊断。APS 是一种临床

表 10-1　2006 年悉尼国际 APS 会议修订的分类标准

诊断 APS 必须具备下列至少 1 项临床标准和 1 项实验室标准[a]

临床标准

1. 血管栓塞[b]

任何器官或组织发生 1 次以上[c]的动脉、静脉或小血管血栓[d]，血栓必须被客观的影像学或组织学证实。组织学还必须证实血管壁附有血栓，但没有显著炎症反应

2. 病态妊娠

①发生 1 次以上的在 10 周或 10 周以上不可解释的形态学正常的死胎，正常形态学的依据必须被超声或被直接检查所证实，或②在妊娠 34 周之前因严重的子痫或先兆子痫或严重的胎盘功能不全[e]所致 1 次以上的形态学正常的新生儿早产，或③在妊娠 10 周以前发生 3 次以上的不可解释的自发性流产，必须排除母亲解剖、激素异常及双亲染色体异常

实验室标准[f]

1. 血浆中出现 LA，至少发现 2 次，每次间隔至少 12 周

2. 用标准 ELISA 在血清中检测到中 – 高滴度的 IgG/IgM 类 aCL 抗体（IgG 型 aCL > 40GPL；IgM 型 aCL > 40MPL；或滴度 > 第 99 的百分位数）；至少 2 次；间隔至少 12 周

3. 用标准 ELISA 在血清中检测到 IgG/IgM 型抗 β_2 糖蛋白 1 抗体，至少 2 次，间隔至少 12 周（滴度 > 第 99 的百分位数）

a. APS 的诊断应避免临床表现和 aPL 阳性之间的间隔 < 12 周或 > 5 年

b. 当共存遗传性或获得性引起血栓的因素时也能诊断 APS，但应注明（A）存在；（B）不存在其他引起血栓的因素。危险因素包括年龄（男性 > 55 岁，女性 > 65 岁）；存在已知的心血管危险因素（如高血压、糖尿病、低密度脂蛋白升高、高密度脂蛋白降低、胆固醇降低、吸烟、心血管病早发的家族史、体质量指数 $\geq 30kg/m^2$、微量门蛋白尿、肾小球滤过率 < 60ml/min）、遗传性血栓倾向、口服避孕药、肾病、恶性肿瘤、卧床和外科手术，因此符合 APS 分类标准的患者应该按照血栓发生的原因分层

c. 过去发生的血栓可以认为是 1 项临床标准，但血栓必须是经过确切的诊断方法证实的，而且没有其他导致血栓的病因

d. 浅表静脉血栓不包括在临床标准中

e. 通常可普遍接受的胎盘功能不全包括以下四个方面：①异常或不稳定的胎儿监护试验，如非应激试验阴性提示有胎儿低氧血症；②异常的多普勒流量速度波形分析提示胎儿低氧血症，如脐动脉舒张末期无血流状态；③羊水过少，如羊水指数 $\leq 5cm$；④出生体质量在同胎龄儿平均体质量的第 10 个百分位数以下

f. 强烈推荐研究者对 APS 患者进行分型：Ⅰ型，1 项以上（任意组合）实验室指标阳性；Ⅱa 型，仅 LA 阳性；Ⅱb 型，仅 aCL 阳性；Ⅱc 型，仅抗 β_2 糖蛋白 1 抗体阳性

罕见病，经过仔细的病史采集和辅助检查，能够早期诊断、早期治疗，才能给患者带来更好的预后。

（王　亮　叶益聪　著，田新平　审）

参考文献

[1] Urbanus RT, Derksen RH, de Groot PG. Platelets and the antiphospholipid syndrome [J]. Lupus, 2008 , 17 (10):888–894.

[2] Mackworth-Young CG. Antiphospholipid syndrome:multiple mechanisms [J]. Clin Exp Immunol, 2004 , 136 (3):393–401.

[3] Miyakis S, Lockshin MD, Atsumi T, et al. International consensus statement on an update of the classification criteria for definite antiphospholipid syndrome(APS) [J]. J Thromb Haemost, 2006 , 4 (2):295–306.

[4] Hoy B, Göbel U, Schneider W, et al. Antiphospholipid antibody syndrome and appendicitis [J]. Am J Med, 2000, 108 (5): 435–436.

[5] 中华医学会风湿病学分会 . 抗磷脂综合征诊断和治疗指南 [J]. 中国风湿病学杂志 , 2011, 15 (6):407–410.

[6] Espinosa G, Cervera R. Current treatment of antiphospholipid syndrome:lights and shadows [J]. Nat Rev Rheumatol, 2015, 11 (10):586–596.

患者，男性，63岁，主因"间断肩背痛1周，加重伴视物模糊10h"入院。1周前间断于情绪激动后出现肩背部疼痛，偶伴憋气、左臂放射痛、颈部发紧，持续时间不详，休息可缓解，未诊治。10h前上述不适再发加重，持续不缓解，伴右眼视物模糊、轻度头痛，外院心电图示Ⅰ、aVL导联ST段抬高，查肌钙蛋白Ⅰ（TnI）升高，诊为急性高侧壁心肌梗死，给予负荷量"阿司匹林及氯吡格雷"后转至笔者所在医院。

【既往史】

心房颤动（房颤）30余年，现为持续性。6年前因风湿性二尖瓣狭窄于外院行机械瓣置换，术后"华法林"抗凝。2型糖尿病20余年，现胰岛素治疗，血糖控制欠佳；就诊当日因右眼视物模糊于外院眼科会诊，诊为糖尿病视网膜病变。否认精神疾病史。吸烟史20余年，20支/天，戒烟20年。无饮酒史。

【入院查体】

神志清楚，情绪烦躁，查体欠配合；血压112/71mmHg；双侧颈动脉未闻及血管杂音；双肺呼吸音清，未闻及干湿啰音；心界不大，第1心音强弱不等，心率73次/分，律绝对不齐，心尖部可闻及金属瓣开瓣音，各瓣膜区未闻及明确杂音；腹部（－）；双下肢不肿。

【辅助检查】

心肌酶：肌酸激酶（CK）767U/L ↑，肌酸激酶同工酶（CK-MB）88U/L ↑；肌钙蛋白 T（cTnT）：1.97ng/ml ↑（正常值 0～0.04ng/ml）；肝肾功能正常；血脂：低密度脂蛋白胆固醇（LDL-C）1.7mmol/L；凝血功能：INR 2.06 ↑。

心电图检查：Ⅰ、aVL 导联 ST 段抬高，Ⅱ、Ⅲ、aVF 导联 ST 段压低（图 11-1）。

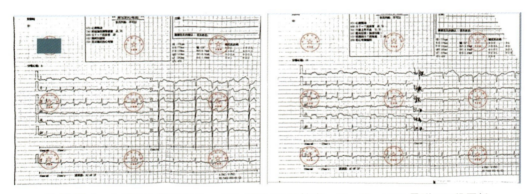

▲ 图 11-1　入院心电图显示 Ⅰ、aVL 导联 ST 段抬高，Ⅱ、Ⅲ、aVF 导联 ST 段压低

【入院诊断】

- 冠状动脉粥样硬化性心脏病
  - 急性高侧壁心肌梗死。
  - 心功能 Ⅰ 级（Killip 分级）。
- 风湿性心脏瓣膜病
  - 二尖瓣狭窄。
  - 二尖瓣机械瓣置换术后。
- 持续性心房颤动。

- 2 型糖尿病。
- 糖尿病视网膜病变。

【诊疗过程】

一进监护室：绿色通道入院行急诊冠状动脉造影示左冠状动脉（LM）（－）；冠状动脉左前降支（LAD）近段 70% 节段性狭窄；中间支近段 100% 闭塞；冠状动脉回旋支（LCX）（－）；右冠状动脉（RCA）（－）；于中间支近段置入药物支架 1 枚后收入 CCU。入室后感右眼视物不清及头痛加重，情绪异常、不配合，沟通无效，家属签字转出监护室至普通病房。

二进监护室：普通病房家属陪护下勉强可配合治疗。仔细询问及查体发现患者实际为双眼右侧视野缺损，且伴有右下肢运动不利及感觉减退。行颅脑 CT 示，左侧枕叶、颞叶内侧及海马区梗死灶（图 11-2）。

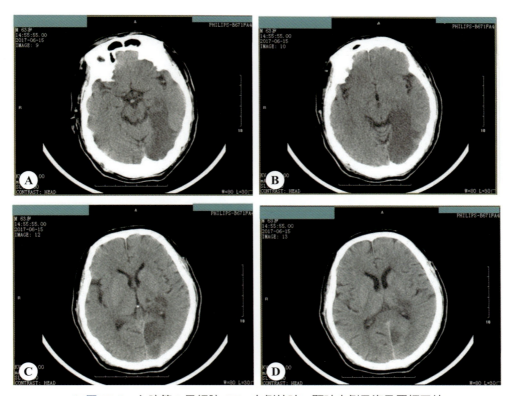

▲ 图 11-2　入院第 2 天颅脑 CT，左侧枕叶、颞叶内侧及海马区梗死灶

神经内科会诊考虑急性缺血性脑梗死，栓塞可能性大。患者再次转回监护室并由家属陪护。继续阿司匹林及氯吡格雷抗血小板，暂停华法林，改为低分子肝素抗凝；给予甘露醇 125ml 脱水，每 8 小时 1 次。患者头痛逐渐好转，入院 5d 后复查颅脑 CT 无进展（图 11-3），开始恢复华法林，转出监护室。

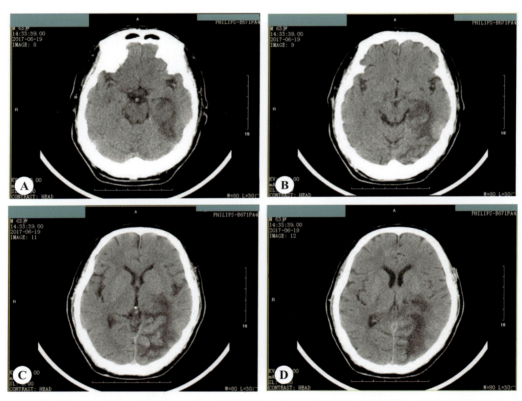

▲ 图 11-3　入院第 6 天颅脑 CT 显示左侧枕叶、颞叶内侧及海马区梗死灶，较前密度稍混杂

三进监护室：入院 2 周头痛再次加重，复查颅脑 CT 提示脑梗死出血转化（图 11-4），再次转回监护室。

当日为 INR 1.1。保留氯吡格雷，停用低分子肝素及华法林，给予甘露醇脱水。此后患者头痛逐渐减轻，多次复查颅脑 CT 出血逐步吸收（图 11-5）。

患者逐渐出现记忆力减退，神经内科会诊考虑血管性痴呆。入院 1 个月

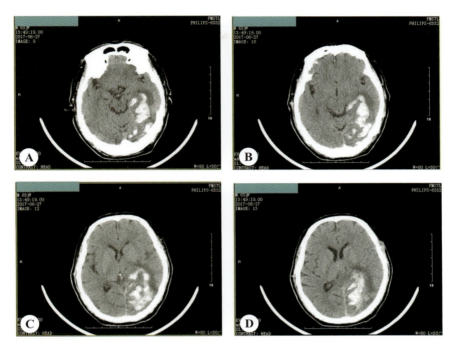

▲ 图 11-4　入院第 14 天颅脑 CT 显示左侧枕叶、丘脑、颞叶内侧及海马区异常密度影，考虑出血可能性大

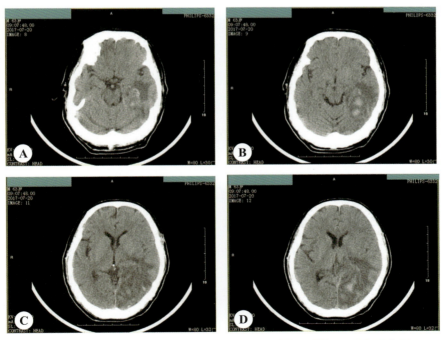

▲ 图 11-5　入院第 37 天颅脑 CT 显示左侧枕叶、丘脑、颞叶内侧及海马区出血，较前出血灶密度减低、范围减小

后恢复华法林，根据 INR 调整剂量，病情平稳后转至普通病房直至出院。

【总结及知识拓展】

该例患者有二尖瓣机械瓣及心房颤动病史，发生急性心肌梗死并植入冠状动脉支架，并发急性缺血性卒中，后期又发生出血转化，三进三出监护室，一波三折，短时间内出现多种缺血及出血事件，抗栓治疗难度大。该患者在疾病的不同时期缺血及出血风险不同，很多情况下现行指南对其治疗并无明确推荐，因此抗栓策略需要个体化并随时调整。

第一阶段：机械瓣 + 心房颤动 + 急性心肌梗死 + 冠状动脉支架

心脏机械瓣及心房颤动患者应接受抗凝治疗，而急性心肌梗死及经皮冠脉介入术（percutaneous coronary intervention，PCI）后则需要应用抗血小板药；因此，该阶段患者需要抗凝联合抗血小板治疗。此类情况临床并非少见。数据显示，6%～8% 接受 PCI 的患者有长期抗凝指征[1]。对于此类患者的抗栓治疗方案，指南有明确推荐。《欧洲心脏病学会（European Socoety of Cardiology，ESC）瓣膜病指南》[2]及《北美心房颤动抗凝患者接受 PCI 抗栓治疗白皮书》[3]中推荐住院期间给予三联抗栓 [双联抗血小板治疗（dual antipaltelet therapy，DAPT）+ 抗凝治疗]，此后改为单联抗血小板治疗联合抗凝治疗，而高血栓风险患者应用三联抗栓不超过 1 个月（图 11-6）。

然而，抗凝血药基础上联合 DAPT 较单纯抗凝治疗出血风险增加 2.7 倍[4]。该患者有心脏机械瓣，该阶段合并急性心肌梗死，GRACE 缺血评分 > 140 分，HASBLED 房颤出血评分 1 分，CRUSADE 出血评分 19 分，为缺血高风险，而出血风险不高，因此早期给予 DAPT+ 抗凝治疗。

第二阶段：机械瓣 + 心房颤动 + 急性心肌梗死 + 冠状动脉支架 + 急性缺血性卒中

患者入院后因偏盲及偏侧肢体运动障碍发现急性缺血性卒中，神经内科

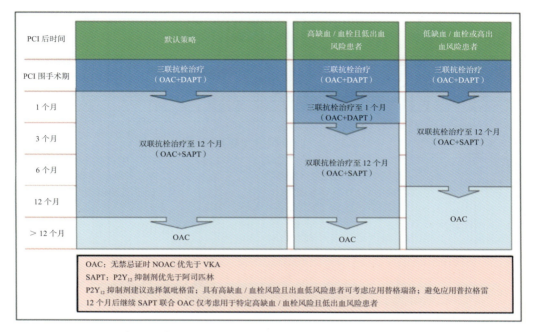

▲ 图 11-6　口服抗凝血药（OAC）心房颤动患者接受经皮冠状动脉介入术（PCI）的抗血小板治疗

DAPT. 双联抗血小板治疗；SAPT. 单联抗血小板治疗；NOAC. 非维生素 K 拮抗口服抗凝血药；VKA. 维生素 K 拮抗药 [引自 *Circulation*，2018，138（5）：527-536.]

根据病史及影像判断为栓塞可能性大，即心源性卒中。对于该患者，心房颤动、近期心肌梗死及人工心脏瓣膜均是心源性栓塞的高危因素[5]。急性心肌梗死合并脑卒中早期抗栓治疗方面并无严重矛盾，但缺血性卒中早期抗凝治疗证据有限[6]。

第三阶段：机械瓣 + 心房颤动 + 急性心肌梗死 + 冠状动脉支架 + 急性缺血性卒中 + 出血转化

20%～40% 的缺血性卒中患者在发病后 1 周内发生出血转化，而心源性缺血性卒中出血转化发生率更高，可达 71%[5]。因此该患者发生缺血性卒中出血转化并不意外，但在高缺血风险情况下出现出血，为治疗带来了真正的困难。

心血管疑难重症病例精析 : 益心论道

对于此类情况，如何停用抗栓药、停用时间及恢复时机，目前指南均无明确推荐。《ESC 冠状动脉疾病和（或）心房颤动抗栓治疗出血专家共识》建议在恢复用药前充分评估出血及缺血风险，可参考表 11-1 和表 11-2 [7]。不难看出，该患者缺血和再发出血风险均为极高危。

表 11-1　血栓风险类别定义共识

风险类别	动脉粥样硬化血栓风险事件（稳定型 CAD、ACS 或 PCI 后）	心源性栓塞风险事件（AF 或机械瓣）
极高危	ACS 或新一代 DES ＜ 8d、BVS ＜ 30d	AF CHA$_2$DS$_2$-VASc ≥ 6；二尖瓣机械瓣；心脏辅助装置
高危	ACS 或新一代 DES 8～30d、BVS 1～12 个月	AF CHA$_2$DS$_2$-VASc 4～5；主动脉瓣机械瓣（二叶式）
中危	ACS 或新一代 DES 1～12 个月	AF CHA$_2$DS$_2$-VASc 2～3
低 - 中危	稳定型 CAD（ACS 或新一代 DES ＞ 12 个月）但为复杂病例（左主干、分叉病变、反复 ACS）	AF CHA$_2$DS$_2$-VASc 1（男性）或 2（女性）
低危	稳定型 CAD（ACS 或新一代 DES ＞ 12 个月）无其他危险因素	AF CHA$_2$DS$_2$-VASc 0（男性）或 1（女性）

ACS. 急性冠脉综合征；AF. 心房颤动；BVS. 生物可吸收支架；CAD. 冠状动脉疾病；CHA$_2$DS$_2$-VASc. 心力衰竭、高血压、年龄≥ 75（2 分）、糖尿病、卒中（2 分）- 血管疾病、年龄 65—74 岁、性别；DES. 药物洗脱支架；PCI. 经皮冠状动脉介入术

对于抗凝治疗，该共识建议有心脏机械瓣者在发生颅内出血后恢复抗凝，但没有对恢复时间做出明确推荐。一般认为，并非因心脏机械瓣抗凝的患者，在颅内出血发生 4 周后恢复较为安全。然而，心脏机械瓣患者面临更高的血栓栓塞风险，观察性研究显示停用抗凝血药 1～2 周对于人工心脏瓣膜是相对安全的 [8]。一项在 2869 名因各种原因应用华法林的患者中进行的回顾性研究显示，华法林相关出血发生率为 8.2%，其中 59 人在出血后恢复

084

表 11–2　再发出血风险类别定义共识

风险类别	出血来源及严重程度	临床情况	患者出血临床危险因素
极高危	颅内出血无可行或有效治疗；危及生命的颅外出血来源不明或来源明确但无有效治疗	无明确促发或可逆因素（如外伤、有创操作、高血压、药物过量）；因血栓风险极高不鼓励停用抗栓治疗，如心脏机械瓣	HAS-BLED ≥ 5
高危	颅外大出血来源明确但无有效治疗	无明确可逆因素；因血栓风险极高不鼓励停用抗栓治疗	HAS-BLED 3～4
中危	颅内出血原因或相关因素已经治疗；颅外大出血来源明确且有效治疗		HAS-BLED=2
低 – 中危	颅外少量出血	抗栓药物导致出血且可停用	HAS-BLED=1
低危	颅外微小出血	抗栓药物导致出血且可停用	HAS-BLED=0

仅当出血来源 / 严重程度、临床情况及患者出血危险因素均较低时才考虑再发出血风险类别为低危；而当其中任意一项为高危时即考虑再发出血风险类别为高危

HAS-BLED. 高血压、肝肾功能异常、卒中 – 出血史或倾向、INR 波动、老年（> 65）、药物 / 酒精

了华法林，中位恢复时间为 5.6 周，有心脏机械瓣者恢复华法林比例更高。恢复华法林会增加再发颅内出血风险并降低缺血性卒中的发生率，出血和缺血的综合风险在 10～30 周恢复华法林时最低[9]。然而，另有学者对 10 篇较高质量研究论文进行总结后指出，颅内出血发生后最早 3d 恢复肝素、7d 恢复华法林是安全的[10]。也有与该例患者类似情况早期应用阿加曲班的病例报道[11]。因此，发生颅内出血后恢复抗凝治疗应个体化。

对于抗血小板治疗，同样证据较少。目前唯一一项针对血栓高风险人群颅内出血后是否恢复抗血小板治疗的随机临床研究 RESTART 研究显示，虽然恢复用药可能轻微增加再发出血，其带来的获益更大，但该研究除外缺血性卒中出血转化人群[12]。另有研究显示，抗血小板药并不加重颅内出血程

度[13]。因此，该患者出血早期未停用氯吡格雷。

（刘心遥　王建旗　著，商丽华　审）

参考文献

[1] Valgimigli M, Bueno H, Byrne RA, et al. 2017 ESC focused update on dual antiplatelet therapy in coronary artery disease developed in collaboration with EACTS:The Task Force for dual antiplatelet therapy in coronary artery disease of the European Society of Cardiology(ESC) and of the European Association for Cardio-Thoracic Surgery(EACTS) [J]. Eur Heart J, 2018, 39 (3):213–260.

[2] Vahanian A, Beyersdorf F, Praz F, Milojevic M, Baldus S, et al. 2021 ESC/EACTS Guidelines for the management of valvular heart disease [J]. Eur Heart J, 2021:ehab395.

[3] Angiolillo DJ, Goodman SG, Bhatt DL, et al. Antithrombotic therapy in patients with atrial fibrillation treated with oral anticoagulation undergoing percutaneous coronary intervention:A North American Perspective-2018 Update [J]. Circulation, 2018, 138 (5):527–536.

[4] Hansen ML, Sørensen R, Clausen MT, et al. Risk of bleeding with single, dual, or triple therapy with warfarin, aspirin, and clopidogrel in patients with atrial fibrillation [J]. Arch Intern Med, 2010, 170 (16):1433–1441.

[5] Ferro JM. Cardioembolic stroke:an update [J]. Lancet Neurol, 2003, 2 (3):177–188.

[6] Powers WJ, Rabinstein AA, Ackerson T, et al. 2018 Guidelines for the Early Management of Patients With Acute Ischemic Stroke:A Guideline for Healthcare Professionals From the American Heart Association/American Stroke Association [J]. Stroke, 2018, 49 (3):e46–e110.

[7] Halvorsen S, Storey RF, Rocca B, et al. Management of antithrombotic therapy after bleeding in patients with coronary artery disease and/or atrial fibrillation:expert consensus paper of the European Society of Cardiology Working Group on Thrombosis [J]. Eur Heart J, 2017, 38 (19):1455–1462.

[8] Wijdicks EF, Schievink WI, Brown RD, et al. The dilemma of discontinuation of anticoagulation therapy for patients with intracranial hemorrhage and mechanical heart valves [J]. Neurosurgery, 1998, 42(4):769–773.

[9] Majeed A, Kim YK, Roberts RS, et al. Optimal timing of resumption of warfarin after intracranial hemorrhage [J]. Stroke, 2010, 41(12):2860–2866.

[10] Chandra D, Gupta A, Grover V, et al. When should you restart anticoagulation in patients who suffer an intracranial bleed who also have a prosthetic valve? [J]. Interact Cardiovasc Thorac Surg, 2013, 16(4):520–523.

[11] Li YC, Wang R, Xu H, et al. Anticoagulation

resumption in a patient with mechanical heart valves, antithrombin deficiency, and hemorrhagic transformation following thrombectomy after ischemic stroke[J]. Front Pharmacol, 2020, 11:549253. Published 2020 Dec 16.

[12] RESTART Collaboration. Effects of antiplatelet therapy after stroke due to intracerebral haemorrhage (RESTART):a randomised, open-label trial [J]. Lancet, 2019, 393(10191):2613–2623.

[13] Sansing LH, Messe SR, Cucchiara BL, et al. Prior antiplatelet use does not affect hemorrhage growth or outcome after ICH [J]. Neurology, 2009, 72(16):1397–1402.

12 蹊跷的室间隔穿孔

患者，女性，67 岁，因"反复胸闷憋气 4 年，加重 2 月"于 2013 年 6 月入院。自 2010 年 10 月起（当时 64 岁）出现胸闷、憋气，活动后气短，不伴明显胸痛，当时心电图、超声心动图未发现明显异常，冠状动脉造影显示冠状动脉前降支中段可见粥样硬化斑块，狭窄 40%～50%，前降支、回旋支和右冠状动脉远端可见冠状动脉左心室瘘，给予口服药物治疗，效果欠佳。2011 年春，症状加重，心电图仍无显著异常，超声心动图检查出现室间隔稍增厚（13mm），主动脉瓣稍增厚，轻度反流，心脏射血分数 64%，SPECT 心肌断层静态显示左心室放射性分布不均匀，前壁、间隔、下后壁有放射性稀疏，运动负荷前后无显著差别。2012 年初出现静息时憋气、气短，超声心动图出现左心室扩大，室间隔轻度增厚，左心室下壁基底段、左心室室壁运动普遍减低，心脏功能下降，左心室射血分数（LVEF）48%，主动脉瓣和二尖瓣不同程度的增厚、钙化，伴中度关闭不全；冠状动脉造影与 1 年前大致相同。同年 8 月，出现夜间呼吸困难，植入心脏再同步化治疗（CRT）起搏器，效果不佳，间断出现食欲缺乏、恶心、呕吐等症状。期间一直按医嘱服用冠心病二级预防及抗心力衰竭治疗药物。直至 2013 年 6 月再次住院。

【既往史】

有高血压病史 30 年，坚持服药，血压控制好；新近诊断糖尿病及高脂血症。19 年前曾行左侧乳腺癌手术切除，术后局部放射治疗（具体放射治疗方案及剂量均无法详细追溯），未行化学治疗。无其他慢性病史。

【入院查体】

一般情况较差，营养状态尚可，呼吸 22 次 / 分，心率 118 次 / 分，律齐，血压 105/80mmHg，指端氧饱和度 95%（吸氧）。颜面部轻度水肿，颈静脉充盈，呼吸动度正常对称，双肺可闻及湿啰音，无哮鸣音；心界向左侧扩大，心律齐，心音无明显减弱，胸骨左缘第 3、4 肋间可闻及 Ⅳ 级粗糙收缩期杂音。腹软，肝脏饱满有压痛，双下肢可凹性水肿。

【辅助检查】

1. 血常规

血红蛋白 126g/L，白细胞 6.9×10^9/L，血小板 151×10^9/L。

2. 生化

谷丙转氨酶（ALT）21U/L，总胆红素（Tbil）20.4μmol/L，肌酐（Cr）105μmol/L，低密度脂蛋白胆固醇（LDL-C）2.9mmol/L，C 反应蛋白（sCRP）4.3mg/L，K^+ 4.16mmol/L，N 端脑利尿钠肽前体（NT-proBNP）> 30 000pg/ml ↑。

3. 甲状腺功能

总 T_3 0.75nmol/L（0.89～2.45nmol/L），总 T_4 42nmol/L（63～151nmol/L），游离 T_3 2.49pmol/L（2.63～4.88pmol/L），均稍低，促甲状腺素（TSH）12.168mU/L（0.35～4.94mU/L）增高。

4. 肿瘤标志物

除 CA-125 为 68.3U/ml，高于正常（0～35U/ml）外，其他均正常。

5. 糖化血红蛋白

糖化血红蛋白为 6.0%。

6. 心电图

窦性心律，无明显异常 Q 波及有意义的 ST-T 改变，$ptfV_1$ > 0.04，V_1 导联虽以 q 波起始，但 V_2、V_3 导联无 q 波，且 R 波递增正常（图 12-1）。

7. 胸部 X 线片

相隔 2 年的胸部 X 线片对比，可见心胸比明显增大，且 2013 年出现肺淤血征象（图 12-2）。

8. 经胸超声心动图

室间隔厚度 13.4mm，左心房侧径 39mm，左心室扩大，室壁运动减弱，

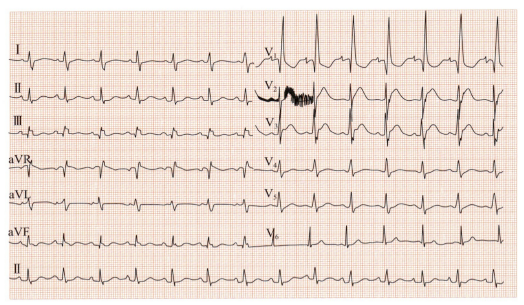

▲ 图 12-1　入院心电图示窦性心律，无异常 Q 波及 ST-T 改变，ptf V₁ > 0.04

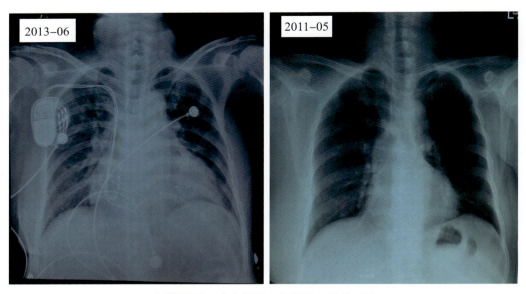

▲ 图 12-2　患者相隔 2 年胸部 X 线片对比

心尖部尤为明显，部分甚至呈矛盾运动，室壁变薄，LVEF 34%。室间隔心尖段与中段约 10mm 回声脱失，可见室间隔血流分流（箭所示），可探及 12mm×4mm 强回声组织影，在左右心室间甩动。肺动脉压力估测值 52mm；主动脉瓣、二尖瓣后叶瓣环增厚，关闭欠佳，少许心包积液（图 12-3）。

9. 冠状动脉造影

结果显示前降支近段可见偏心钙化斑块，负荷 63%，中远段均可见广泛冠状动脉左心室瘘，血管内超声（IVUS）见远段血管萎陷；回旋支未见明显狭窄及斑块，可见血管左心室瘘；右冠状动脉粗大，远端可见明显左心室瘘及冠状动脉静脉瘘。左心室造影显示左心室增大，室壁运动减弱，室间隔穿孔（图 12-4）。

【诊治经过】

入院后给予利尿，血管活性药物治疗心力衰竭，以及美托洛尔、他汀等基础治疗，体内液体负荷明显减少，心力衰竭症状逐渐好转，恶心和呕吐减

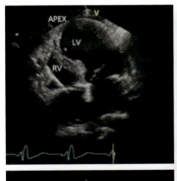
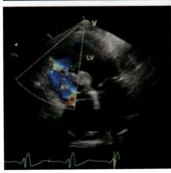
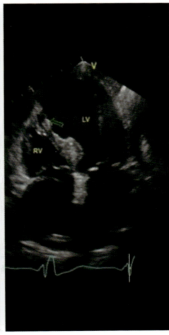

◀ **图 12-3**　超声心动图显示室间隔厚度 **13.4mm**，左心室扩大，心尖部尤为明显，部分甚至呈矛盾运动，室壁变薄，**EF 34%**。室间隔心尖段与中段约 **10mm** 回声中断，可见室间隔血流分流（箭示）

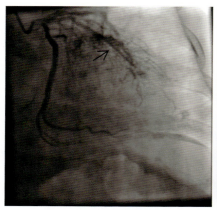
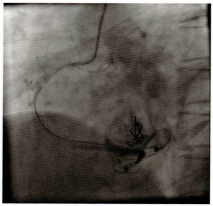

▲ 图 12-4　冠状动脉造影显示前降支、回旋支及右冠均未见明显狭窄，但远端均有冠状动脉左心室瘘，右侧可见冠状动脉静脉瘘

轻，夜间可入眠，水肿明显消退。

　　冠状动脉造影手术后当晚突然发生心搏骤停，心肺复苏成功后给予主动脉内球囊反搏术（IABP）支持，14d 后撤除。1 个月后转到外院行心外科手术，术中可见左心室心尖部巨大室壁瘤，大小约 8cm×4cm，室壁变薄，心肌颜色呈暗灰色；左心室内未见血栓，室间隔颜色呈暗灰色，室间隔近心尖部穿孔，直径约 1.0cm。心包内可见 600ml 血性心包积液。取部分心内膜组织和室壁瘤组织送病理。涤纶补片修补室间隔，并三明治缝合室壁瘤。术后次日再次出现室间隔穿孔，1 周后死亡。2 周后术中心肌组织病理诊断：恶性梭形细胞肿瘤，伴有广泛坏死，免疫组化结果，符合平滑肌肉瘤（图 12-5）。

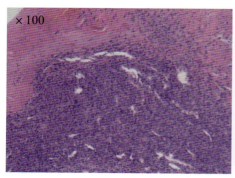
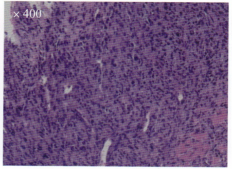

▲ 图 12-5　心肌组织病理

恶性梭形细胞肿瘤，伴有广泛坏死，符合平滑肌肉瘤

【最后诊断】

- 心脏平滑肌肉瘤。
- 冠状动脉瘘。
- 室间隔穿孔。
- 冠状动脉粥样硬化性心脏病。
- 不除外放射治疗后心脏损伤。
- 甲状腺功能减退。

【总结及知识拓展】

患者自发病以来，表现为不断进展的心力衰竭，按照常见的冠心病治疗无效，心脏再同步化（CRT）治疗也无效，在此过程中不断出现心脏结构的变化：心肌异常，收缩功能受影响、瓣膜异常，直至室间隔穿孔，甚至外科修补后再次出现室间隔穿孔直至死亡。究竟是何种疾病会出现心脏结构在短短几年中出现如此广泛的变化？冠状动脉病变：粥样硬化和冠状动脉瘘；心肌病变：增厚、运动减弱甚至出现室间隔穿孔；有瓣膜病变：主动脉瓣增厚和反流，二尖瓣钙化增厚和反流。这些都可以在不同程度上引起心力衰竭，那么如何通过全面分析进行综合考量呢？

1. 冠状动脉粥样硬化性心脏病

患者 67 岁老年女性，有长期的高血压病史，发生冠状动脉粥样硬化非常常见，冠状动脉造影提示冠状动脉内有斑块。但是，冠状动脉的狭窄程度并不严重，而且，在心力衰竭不断进展的同时，冠状动脉粥样硬化病变没有显著的变化，因此笔者认为冠状动脉粥样硬化性病变所致的心力衰竭和心肌病变的可能性不大。

2. 冠状动脉瘘

冠状动脉瘘是冠状动脉主干或其分支与某个心腔或血管形成的异常通道，由于这种短路效应，会导致冠状动脉血液不能全部灌注至心肌，产生不同程度的心肌缺血。轻微的冠状动脉瘘影响不大，预后多良好，但中度至重度的冠状动脉瘘则会引发严重的心肌缺血、心肌坏死和心力衰竭。此患者有明确的冠状动脉左心室瘘证据，三支冠状动脉均存在冠状动脉左心室瘘，大量的冠状动脉血液直接流入左心室，IVUS 检查已经提示远端的冠状动脉萎陷。此结果与 SPECT 提示的前壁、间隔、下后壁放射性稀疏相符。这种多支的冠状动脉瘘不呈现单支冠状动脉病变特点，因此难以在心电图上定位。那么这广泛的冠状动脉瘘从何而来，为什么现在才发生，而且不断在进展？一般而言，冠状动脉瘘多是一种先天性疾病，绝大多数由于胎儿心血管系统发育过程中心肌窦状间隙未退化而持续存在所致，先天性冠状动脉瘘（coronary artery fistula，CAF）在普通人群中的发病率为 0.002%，占冠状动脉造影畸形的 0.13%～0.22%，其中 90% 以上与右心系统或心脏直接相连接的动、静脉血管如肺动脉、上腔静脉、冠状窦之间形成沟通，流向相对低压的静脉系统，与左心系统形成沟通的相对较少，其中与左心房形成沟通占 5%，左心室 3%，先天性冠状动脉瘘大多发生在单支冠状动脉，累及两支及以上者只有不到 5%，三支冠状动脉更少，三支冠状动脉均瘘入左心室非常罕见。获得性冠状动脉瘘是由于心脏外伤、心内直视手术、心肌活检、心脏移植、感染性心内膜炎、冠状动脉介入治疗等后天因素所致。此患者第一次造影就发现有三支冠状动脉左心室瘘，且还在进展，而病史中并无上述提到的后天病因。根据 2020 年 ESC 成人先心病指南[1]，冠状动脉瘘如果出现心肌缺血，则应给予介入或者手术治疗，内科治疗效果差。这个患者的冠状动脉瘘始终没有得到足够的重视并给予干预，这就是患者的进行性心力衰竭始终在不断进展的一个重要的原因。从前后的冠状动脉造影对照来看，冠状动脉左心室瘘有加重进展的变化趋势，这与先天性冠状动脉瘘不太相符。后天的获得性冠状动脉瘘的原因何在？根据病史，最大的可能是由于恶性肿瘤细胞浸润所致，或者由于放射治疗损伤所致。

3. 心肌致密化不全性心肌病

心肌病变可以导致心力衰竭。病程中多次检查均提示有心肌异常，从心肌增厚到心肌运动异常甚至室间隔穿孔，但始终没有急性心肌梗死的证据。病史中曾一度考虑是否有心肌致密化不全。致密化不全是由于胚胎发育过程中心肌的致密化过程受到干扰，导致心肌密度不足以维持心脏收缩需要的强度，从而表现为心力衰竭、血栓栓塞及猝死。这类患者一般有一个相对长的病程，多在数年以上，而且超声心动图多会发现心室壁增厚。此患者的病史多次超声均提示室间隔稍增厚，其中仅有一次超声提示有心尖部增厚，但后来的多次超声结果均未提示有室壁增厚，反而多次看到室壁变薄，因此致密化不全的证据显著不足。诊断心肌病的最主要检查是心肌磁共振，此项检查未能进行，但最后的手术所见并没有见到致密化不全的网状心肌。故心肌致密化不全基本上可以排除。

4. 心脏平滑肌肉瘤

心脏恶性肿瘤十分少见，心脏平滑肌肉瘤更是罕见，不超过心脏恶性肿瘤的 8%[2]。心脏平滑肌肉瘤多发生在 40 岁以上的女性，位于左心房最多，其次是右心房，腔静脉和右心室，左心室的平滑肌肉瘤最少，临床症状多以心力衰竭及血栓栓塞事件作为首发症状，以超声发现心脏肿瘤而诊断。外科治疗是首选的方法，预后通常较差，未经治疗的平滑肌肉瘤的平均生存时间为 6 个月，积极的手术治疗及术后的综合治疗可以有效地延长患者的生存时间，5 年生存率为 25.4%～14.7%。年龄、手术及综合治疗是影响预后的重要因素[3]。回顾文献报道中，尚未见到左心室平滑肌肉瘤未见包块的报道，也未见心脏平滑肌肉瘤引起冠状动脉瘘报道，但有髂动脉平滑肌肉瘤引起动静脉瘘者[4, 5]。此患者的病史长达 4 年，期间多次超声中从未发现包块，甚至手术心脏直视时也未发现肿瘤包块。若无心脏组织的病理诊断，此患者无任何提示做出心脏肿瘤的诊断。因此此患者的肿瘤临床表现实属罕见，属于少见的心脏肿瘤中尤为少见者。病史中多次超声心动图提示室间隔增厚，但始终没有发现明确的肿块。是否为肿瘤只表现为浸润性生长，破坏血管系统，引起广泛的冠状动脉瘘？最终病理的取材部位位于左心室心内膜和切除的室壁瘤组织，说明肿瘤位于左心室壁。那么此患者是否转移而来？在患者住院期间进行过相关的肿瘤检查，未发现其他部位的肿瘤，也无乳腺癌复发的征象，故转移癌的可能不大，故仍认为是原发心脏的肿瘤。另外，还考虑此肿瘤的发生是否与放射治疗有关？由于放射治疗损伤，局部组织细胞是否产生恶变？一般而言，放射治疗引起的组织细胞损伤变化多发生于生长活跃的组织，如肿瘤组织、造血组织及胃肠道；心肌组织特别是心肌细胞属于出生后相对静止的组织和细胞，再生能力很低，对放射性治疗的耐受性相对较好；因此，放射治疗导致的心肌肿瘤从病理和病理生理上发生的可能性都很小。

5. 放射性心脏损伤

放射性心脏损伤近几年日益引起重视。由于肿瘤治疗的手段进步，大幅度延长了肿瘤患者的生存时间，使当初一些肿瘤相关治疗带来的心脏损害得以显现。2016 年欧洲心脏病学会专门就肿瘤相关治疗引起的心脏损害发布指南 [6]，其中专门提到放射治疗引起的心脏损伤。放射治疗可以导致心脏的全方位损伤，包括冠状动脉、瓣膜、心肌、传导系统和心包损伤。放射治疗对冠状动脉的损伤有二：一是导致冠状动脉粥样硬化斑块的发生，或者导致已有的斑块发生破裂血管闭塞；二是可以导致冠状动脉痉挛。急性的冠状动脉损伤可发生在放射治疗期间，患者发生急性冠脉综合征，慢性冠状动脉损伤则常发生在放射治疗的 10～15 年后，患者出现冠状动脉粥样硬化及狭窄，因此指南建议对有胸部放射治疗的患者 10～15 年后进行冠心病筛查，持续终身 [7]。最容易发生放射性心脏损害的疾病有左侧乳腺癌和霍奇金淋巴瘤 [8, 9]，两者都是对心脏的直接照射，左侧乳腺癌因直接对左胸照射，最容易损伤的血管为前降支和左主干；霍奇金淋巴瘤主要是纵隔照射，因此更容易损伤的血管是右冠状动脉。其损伤的程度与照射剂量、患者的敏感性与是否用了屏蔽有关，年轻的患者对放射治疗更加敏感。放射治疗所致的冠状动脉损伤与传统的动脉粥样硬化损伤在病理上有所不同，斑块中有更多的纤维组织和更少脂质，血管脆性大，更多位于开口部位。放射治疗不仅可损害大的冠状动脉，对中小动脉及微循环损伤更加明显。从病理生理上，放射治疗损伤是从再生相对活跃的内皮细胞开始，在这个过程中，心肌组织中的毛细血管数量大幅度减少，纤维组织增生弥漫增多，心肌逐渐形成一个慢性纤维化的过程，临床上常表现为局灶性损伤和纤维化，放射性核素检查发现不规则的放射性缺损，与冠状动脉分布范围不符（此患者的 SPECT 检查结果提示广泛的左心室前壁、室间隔和下壁放射性稀疏区，符合这一特点）。超声上表现为非特异性的舒张功能受损。放射治疗还损伤心脏瓣膜，放射治疗性瓣膜性心脏病可出现在高达 10% 的胸部及纵隔放射治疗者，包括主动脉根部、瓣膜尖的纤维化和钙化，还有二尖瓣环、基底部和瓣叶，以及少许的瓣尖损害。损害这些瓣膜损害特点与风湿性瓣膜损害不同。瓣膜性心脏病常作为治疗后心血管事件的首要表现，特别是放射治疗剂量＞30Gy 时。此患者 19 年前曾行左侧乳腺癌放射治疗，虽具体放射治疗部位和剂量不可追溯，但是根据当时的技术手段和放射治疗理念，推测应该不会使用有效的心脏保护屏蔽，放射治疗剂量也相对较大。回顾自发病以来的心脏检查，多次超声显示不仅仅有心肌运动异常，还有瓣膜损害，包括二尖瓣和主动脉瓣的增厚钙化并关闭不全，以及冠状动脉显示广泛的冠状动脉瘘，均可能是由于当年的放射治疗损伤所致。而由于冠状动脉瘘导致心肌缺血坏死而发生心力衰竭甚至机械并发症也在逻辑上可以解释，只是最终的病理诊断为恶性平滑肌肉瘤，与此推理不符。

总之，这是一个非常复杂又罕见的病例，从中反映出很多我们过去认识不到或者认识不足的问题。

(1) 心肌缺血，不仅仅是冠状动脉粥样硬化斑块导致的狭窄或者闭塞可以引起，冠状动脉瘘也可以引起，而且可以出现心肌坏死甚至出现机械并发症如室间隔穿孔。无论是什么原因导致的冠状动脉瘘，其根本治疗在于介入或者手术的封堵瘘口，药物治疗效果很差。

(2) 心脏平滑肌肉瘤极其罕见，而平滑肌肉瘤也可以表现为冠状动脉瘘，而没有明确的包块。及时的手术和后续的综合治疗是延长生存时间的方法，手术不仅能有治疗，还能做出确定性诊断。

(3) 放射性心脏损害是全方位的损害，心包、心肌、心内膜、瓣膜、传导系统和冠状动脉各个方面均可受累，并且常发生在放射治疗后的 10 年以上的时间。当一个患者出现多方位的心脏损害而之前又有放射治疗史（特别是左侧乳腺癌和霍奇金淋巴瘤患者），需要高度警惕放射治疗所致的心脏损害。临床医生要对此提高敏感性，详细地回顾之前的放射治疗史，及时做出相关的诊断，以及确定下一步的治疗。冠状动脉疾病和心力衰竭是临床上常见的疾病，但其病因也许非常罕见。需要对每一个检查线索进行详细分析、充分认识，才能提高治疗诊断和水平。

（王宇玫　著，马文英　审）

参考文献

[1] Helmut Baumgartner, Julie De Backer, Sonya V Babu-Narayan, et al. 2020 ESC Guidelines for themanagement of adult congenital heart disease [J]. European Heart Journal, 2020 (41):183.

[2] McManus B. Primary Tumors of the Heart // Leonard S Lilly. *Braunwald's Heart Disease, 9e* [M]. Philadelphia: Elsevier Inc., 2012:p1646.2

[3] Muehrcke DD, Justice K. Leiomyosarcoma of the Left Ventricle [J]. Ann Thorac Surg, 2008(86):666.

[4] Wang JG, Cui L, Jiang T, et al. Primary cardiac leiomyosarcoma:an analysis of clinical characteristics and outcome patterns [J]. Asian Cardiovasc Thorac Ann, 2015, 23 (5):623–630.

[5] Andersen RE, Kristensen BW, Gill S. Cardiac leiomyosarcoma, a case report [J]. Int J Clin Exp Pathol, 2013, 6 (6):1197–1199.

[6] The Task Force for cancer treatments and cardiovascular toxicity of the European Society of Cardiology(ESC). 2016 ESC Position Paper on cancer treatments and cardiovascular toxicity developed under the auspices of the ESC Committee for Practice Guidelines [J]. European Heart Journal, 2016(37):2768–2801.

[7] Cuomo JR, Sharma GK, Conger PD, et al. Novel concepts in radiation-induced cardiovasculardisease [J]. World J Cardiol, 2016, 8 (9):504–519.

[8] Darby SC, Ewertz M, McGale P, et al. Risk of ischemic heart disease in women after radiotherapy for breast cancer [J]. N Engl J Med, 2013(368):987–998.

[9] Heidenreich PA, Kapoor JR. Radiation induced heart disease [J]. Heart, 2009(95): 252–258.

心房颤动射频消融致心脏压塞所引发的灾难 **13**

男性，54岁，主因"间断心悸5年，加重半年"入院。多次心电图和动态心电图提示"阵发心房颤动"，发作时自服或静脉推注普罗帕酮症状可缓解，未规律服药。近半年以来，心悸症状发作频繁、持续时间长，药物治疗不易缓解。拟行射频消融治疗而入院。

【既往史】

高血压7～8年，最高180/110mmHg，服用缬沙坦80mg/d，血压多控制在(140～150)/100mmHg。否认冠心病、糖尿病病史。饮酒20余年，每天半斤至1斤(250～500ml)；无吸烟史。

【入院查体】

血压145/90mmHg，双肺呼吸音清，无干湿啰音。心界不大，心率58次/分，心律齐，心音有力，各瓣膜区未闻及杂音。腹部软，无压痛，肝脾未及。

【辅助检查】

1. 血常规

白细胞 4.95×10^9/L；血红蛋白167g/L；血小板 181×10^9/L。

2. 生化

甘油三酯2.95mmol/L↑；总胆固醇6.25mmol/L↑；低密度脂蛋白胆固醇3.76mmol/L↑；肝肾功能正常。

3. 甲状腺功能

甲状腺功能正常。

4. 心电图

心房颤动，完全性右束支传导阻滞（图 13-1）。

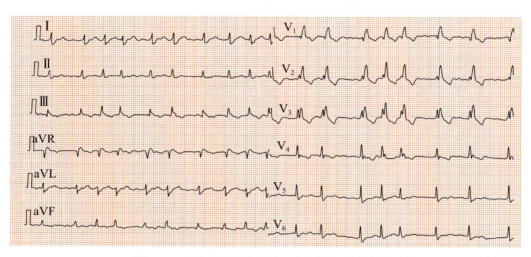

▲ 图 13-1　心电图示心房颤动，完全性右束支传导阻滞

5. 超声心动图

左心室（LV）舒张期末期内径 51mm，LV 收缩末期内径 32mm，左心房（LA）内径 46mm，左心室射血分数（LVEF）68%。左心房增大，余心腔内径正常。

6. 冠状动脉 CTA

未见明显狭窄。

【入院诊断】

- 心律失常
  - 阵发心房颤动。
  - 完全性右束支传导阻滞。
- 高血压病 3 级（高危）。
- 高脂血症。

【诊疗经过】

1. 手术过程

在局麻下行左右肺静脉隔离。完成右侧肺静脉隔离后心房颤动终止，约5min后发现血压下降，透视下可见大量心包积液（图13-2），经剑突下行心包穿刺术，置入猪尾导管，经导管抽出血性液体350ml，患者血压上升，留置引流管，继续完成左肺静脉隔离，且确认两侧肺静脉完全隔离后结束手术，返回病房。

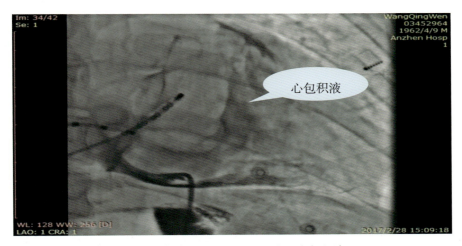

▲ 图 13-2　术中透视下可见大量心包积液

2. 术后心电图

窦性心率，完全性右束支传导阻滞（图13-3）。

3. 术后一般情况

血压 130/80mmHg，心率 73 次 / 分，心律齐，心音有力，无遥远，未闻及杂音。双肺呼吸音清，无干湿啰音。腹部软，无压痛。术后 4h 复查结果如下：①血常规血红蛋白 155g/L。②超声心动图：未见心包积液。③腹部超声：腹腔未见游离液体。24h 后再次复查超声心动图无心包积液，拔除心包引流管，给予依诺肝素 40mg，每 12 小时 1 次，以预防血栓。

4. 病情变化

术后第 4 天患者频繁发作心房扑动伴快速心室率（2：1 下传），心室率

150～160次/分，先后给予普罗帕酮、胺碘酮等药物静脉推注效果不佳。同时血压较前下降，多维持在（90～105）/（60～70）mmHg，反复超声心动图检查未见心包积液，给予补液治疗血压仍持续偏低，伴有明显腹胀，无腹痛，无胸闷、胸痛，无头晕。复查血常规血红蛋白降低至84g/L。腹部超声和腹部CT：肝脏左叶偏左上方可见9.9cm×9.0cm的混合回声（图13-4），

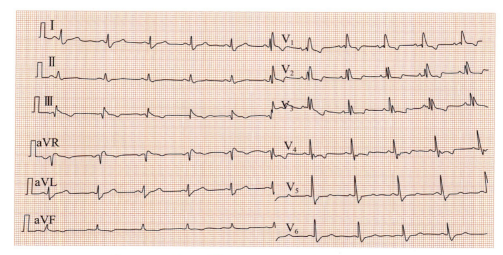

▲ 图13-3 术后心电图示窦性心率，完全性右束支传导阻滞

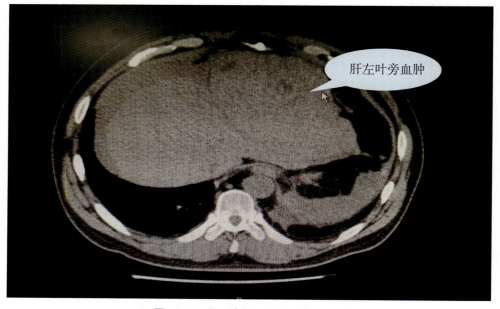

肝左叶旁血肿

▲ 图13-4 术后腹部CT示肝左叶旁血肿

与肝脏分界欠清晰。肝周可见游离性暗区，液体深度约 2.5cm。下腹部及髂窝可见游离性液性暗区，液体深度 3.5～6.5cm。

腹部超声和 CT 均提示腹腔内出血，因肝左叶毗邻剑突（图 13-5），且肝周有血肿和游离液体，怀疑在穿刺心包引流时，损伤肝左叶导致肝脏损伤出血，因患者出现症状较晚，术后近 72h 出现，不排除出血增加与应用低分子肝素有关，停用低分子肝素，给予输血补液治疗。输血后 4h 患者出现轻度咳嗽，喘憋，查体双肺少许哮鸣音，无湿啰音，给予对症处理。输入悬浮红细胞共 10 单位后，血红蛋白仍处于下降趋势，提示腹腔内仍存在活动性出血，于术后第 5 天外科会诊后开腹探查。

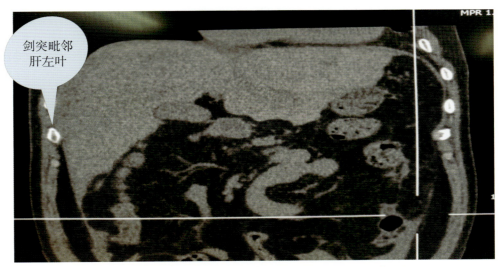

剑突毗邻肝左叶

▲ 图 13-5　术后腹部 CT 示腹腔内出血，因肝左叶毗邻剑突

5. 外科手术探查

术中可见剑突下巨大的血凝块，腹腔内大量游离血液共约 3500ml。肝脏、脾及胃、左侧结肠完好无损伤。腹腔血液洗涤后回输，大量盐水冲洗腹腔后，探查发现膈肌穿刺部位可见渗血，电凝止血，观察 3min 无活动性出血，止血材料压迫膈肌渗血面后再观察 20min 纱布无红染，缝合伤口，手术顺利，术中患者各项生命体征平稳，术后转入 SICU 治疗。

6. 外科术后病情变化

患者清醒后，呼吸机辅助通气模式为 SIMV，潮气量 550ml，呼吸频率 12 次 / 分，PEEP 4～6cmH$_2$O，FiO$_2$ 50%～70%，SpO$_2$ 94%。术后在试图脱离呼吸机时，患者出现氧分压和氧饱和度的下降，最低 PaO$_2$ 为 58mmHg，SaO$_2$ 为 90%。考虑不能脱机的原因可能与限制型通气障碍有关（术后患者严重腹胀，同时有胸腔积液），给予胃肠减压、补充蛋白、利尿等治疗。但是在改善了上述情况后，患者仍在短暂试脱机时出现氧分压显著下降，考虑限制性因素不是患者脱机困难的主要原因，对比术前和术后的胸部 X 线片，可见双侧肺部明显呈现磨玻璃样改变（图 13-6），患者既往无肺部疾病史，

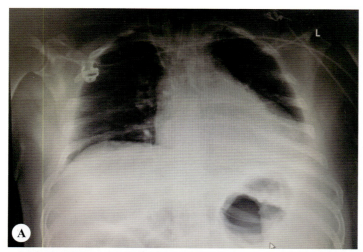

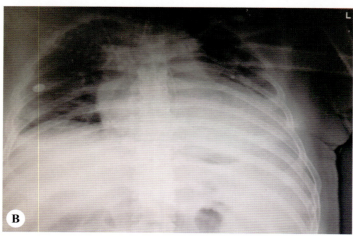

◀ **图 13-6** 外科术前术后 X 线片对比可见双侧肺部明显呈现磨玻璃样改变
A. 术前；B. 术后

心功能正常，但是输血后出现喘憋，肺内哮鸣音，除外肺部感染和心功能不全后，肺部的表现考虑可能与输血相关的肺损伤有关。在机械通气辅助支持5d后，患者肺部情况好转，撤除呼吸机。

【预后】

术后 10d 语言稍显笨拙，肢体活动无障碍，病理征（－）。颅脑 MRI 可见右侧额叶及双侧顶叶皮质下点状缺血灶。为预防左心房血栓，选择利伐沙班 20mg 每天 1 次口服。患者病情逐渐稳定。

【总结及知识拓展】

本病例在射频消融术中因术中并发症——心脏压塞引发一系列灾难性的后果，从教训中我们学习到以下内容。

1. 心包穿刺及相关并发症

心包穿刺术是临床上抢救血流动力学不稳定的急性心脏压塞最有效的方法，在 ESC 指南中被列为ⅠB 类推荐。心包穿刺一般有两种途径：剑突下途径和胸骨旁途径，除非在非常危急的状态下，操作均应在 X 线或超声指导下进行，以避免心脏和其他器官的损伤，降低并发症的发生率。心包穿刺常见的并发症包括：心肌穿孔、损伤冠状动脉或内乳动脉、血胸、血气胸、心律失常或感染（纵隔炎、化脓性心包炎等）等，另外穿刺过程中损伤心包周围器官如腹部脏器（肝、脾、膈肌等）也时有发生，总体并发症发生率在 4%～10% [1, 2]。在超声引导下的心包穿刺并发症的发生率在 1.3%～1.6%，而 X 线指导下的并发症发生率约在 1% [3]。心包穿刺主要禁忌证为主动脉夹层、心脏破裂、未纠正的凝血功能障碍及严重的血小板减少症等。近年来，随着心导管介入治疗的发展，介入相关的心包穿刺逐年增加，根据美国 2009—2013 年心包穿刺的数据，在医源性心脏压塞接受心包穿刺的患者中，经皮介入治疗导致的占 17.7%（射频消融 13.58%，经皮冠脉介入术 4.02%，结构性心脏病 0.76%），而射频消融相关的心包穿刺导致的院内死亡占全部心包穿刺患者的 2.3%，显著低于经皮冠脉介入术和结构性心脏病手术患者（27.67% 和 22.36%）[4]。经剑突下途径心包穿刺，成功率高、并发症发生率低，但是该途径穿刺轨道靠近肝脏左叶，容易造成肝脏左叶、膈神经和膈肌的损伤[5]。膈肌动脉损伤正常情况下导致的出血轻微且自限，致腹腔内大量出血需要开腹手术的鲜有报道[6]。本例患者即为膈肌穿刺部位出血导致大出血，考虑不排除术后早期应用低分子肝素抗凝导致出血增加有关。提示心包穿刺后的患者，需要降低抗凝血药的作用，必要时应延迟抗凝，尤其术后 1～3d，具体的恢复抗凝的安全时间还有待探讨。剑下途径穿刺者在术后应该密切关注腹腔情况，监测血常规、血压，以免造成漏诊贻误病情。同时，需要注意降低抗凝效果会使患者处于血栓栓塞的高风险状态，应根据患者的病情和血栓栓塞风险，及时恢复抗凝治疗，非瓣膜病心房颤动患者推荐首选新型口服抗凝血药。

2. 输血相关急性肺损伤（transfusion-related acute lung injury，TRALI）

输血相关急性肺损伤是指在输注含血浆的血液制品后 6h 内发生肺损伤，而患者不存在导致急性肺损伤的其他危险因素。2004 年美国国立心肺和血液病研究所的工作组基于临床和影像学参数对 TRALI 的定义进行修订。具体诊断标准如下：①急性起病（输血中或输血后 6h 内起病）；②低氧血症，空气环境下动脉血氧饱和度＜ 90% 或氧合指数（PaO_2/FiO_2）≤ 300；③胸部 X 线检查提示双肺浸润阴影；④肺毛细血管楔压≤ 18mmHg 或无左心房压力增高证据；⑤输血前不存在急性肺损伤；⑥无其他引起急性肺损伤的风险因素。既往研究表明每输注 1 单位血液制剂发生 TRALI 的风险约为 0.02%，而输注经产妇献血者新鲜冰冻血浆的发生率约为 0.05%，危重患者输血后出现 TRALI 的患病率是一般患者的 50～100 倍，可以达到 5%～8%。TRALI 是输血相关死亡的首要原因，病理生理机制目前还不是很清楚，目前主要有两种学说。①二次打击学说：第一次打击是指患者自身的高危因素，包括脓毒血症、心脏手术、大量输血、酗酒、高龄、休克、急性肾衰竭、严重肝病和肝脏手术等。第二次打击是输血，所输血制品内含有的人中性粒细胞抗原（human neutrophil antigen，HNA）抗体或人白细胞抗原（human leukocyte antigen，HLA）抗体，以及存储中产生的生物活性的脂类物质等，与聚集的中性粒细胞结合，导致中性粒细胞活化，在体内释放的因子与细胞因子同时激活肺中性粒细胞和肺内皮细胞，导致肺毛细血管渗漏，导致肺水肿。②阈值学说：导致 TRALI 的前提条件是中性粒细胞活化和患者危险因素综合后必须达到一定的阈值，就可能发生 TRALI。特殊的献血者如多次妊娠史的女性、血制品的储存时间长也与 TRALI 有关。TRALI 的主要临床症状包括呼吸困难、呼吸急促和低氧血症，咳嗽、咳非泡沫样稀血水样痰，是肺血管通透性增加和肺水肿的结果。TRALI 没有特异性实验室诊断。早期胸部 X 线片可无异常或仅出现轻度间质改变，表现为双侧肺纹理增多；继而出现点斑片状阴影，逐渐融合成大片状或绒毛状、弥漫性浸润阴影。因为缺乏特异性的生物标志物，因此临床确诊 TRALI 非常困难，主要为排除诊断。主要与输血导致的变态反应、心源性肺水肿、急性呼吸窘迫综合征等鉴别。本例患者有长期、大量饮酒史，多次输血史，是发生输血相关肺损伤的高危人群。术前无肺部疾病，但是在患者输血后 4h，患者诉咳嗽、气短，呼吸相对急促，提示该病的可能性大。TRALI 的治疗主要是支持性治疗。一旦出现，应立即停止输血，加强监测并限制液体。纠正缺氧并改善氧合，进行吸氧治疗，70%～90% 的患者需要机械通气。由于液体超负荷不是导致肺损伤的主要原因，因此不推荐使用利尿药。目前糖皮质激素的应用仍存在争议。最有效的预防措施是限制性输血策略。输血的患者，如果有酗酒病史，应该注意避免应用已生育女性的血液制品，减少输血相关肺损伤的发生率，继而减少术后并发症的发生[6, 7]。

（李月平　著，吴　元　审）

参考文献

[1] Yehuda Adler, Philippe Charron, Massimo lmazio, et al. 2015 ESC Guidelines for the diagnosis and management of pericardial diseases [J]. Eur Heart J, 2015, 36 (42):2921–

2964.

[2] Maisch B, Ristic AD, Seferovic PM, et al. Interventional pericardiology:pericardioce ntesis, pericardioscopy, pericardial biopsy, balloon pericardiotomy, and intrapericardial therapy [M]. Heidelberg:Springer, 2011.

[3] Maisch B, Seferovi PM, Risti AD, et al. Guidelines on the diagnosis and management of pericardial diseases executive summary: The Task Force on the Diagnosis and Management of Pericardial Diseases of the European Society of Cardiology [J]. Eur Heart J, 2004(25):587–610.

[4] Sethi A, Singbal Y, Kodumuri V, et al. Inpatient mortality and its predictors after pericardiocentesis:An analysis from the Nationwide Inpatient Sample 2009–2013 [J]. J Interv Cardiol, 2018, 31 (6):815–825.

[5] Petri N, Ertel B, Gassenmaier T, et al. "Blind" pericardiocentesis:A comparison of different puncture directions [J]. Catheter Cardiovasc Interv, 2018, 92 (5):E327–E332.

[6] Jareño Martínez S, Bruna Esteban M, Núñez Ronda R, et al. Hemoperitoneum due to left inferior phrenic artery injury during pericardiocentesis [J]. Rev Esp Cardiol(Engl Ed), 2015, 68 (11):1031–1032.

[7] Vlaar APJ, Toy P, Fung M, et al. Transfusion. A consensus redefinition of transfusion-related acute lung injury [J]. Transfusion, 2019, 59 (7):2465–2476.

[8] Mark J McVey, Rick Kapur, Christine Cserti-Gazdewich, et al. Transfusion-related acute lung injury in the perioperative patient [J]. Anesthesiology, 2019, 131:693–715.

冠心病合并多发大动脉炎并发急性心肌梗死 14

患者，男性，74岁，主因"劳累后胸闷、憋气4天"入院。患者于2017年8月19日劳力后出现胸闷、憋气，伴大汗、端坐呼吸，含服"硝酸甘油"后症状无明显缓解，就诊（外院），查肌钙蛋白I（cTNI）0.120μg/L（正常参考值0～0.07μg/L），肌钙蛋白T（cTnT）0.15ng/L（正常值0～0.1ng/L），N端脑利尿钠肽前体（NT-proBNP）9211ng/L↑，心电图示V_4～V_6 ST-T改变，超声心动图示左心室前壁、侧壁室壁运动明显减弱，射血分数（EF）32%，胸部X线片提示双肺新发片状影，诊断为急性非ST段抬高型心肌梗死、肺部感染，予双抗、扩张冠状动脉、利尿、抗感染等综合治疗，病情未见明显好转，轻微活动后出现胸闷、憋气，病程中血压持续偏低，最低75/50mmHg，小剂量多巴胺维持血压在（90～100）/（55～60）mmHg，为进一步治疗8月23日转入笔者所在医院。

【既往史】

1996年诊断高血压，近2年因血压偏低停用[（80～100）/（50～65）mmHg]；2004年3月诊断为2型糖尿病，胰岛素＋阿卡波糖治疗，血糖控制可；2004年3月协和医院诊断为多发大动脉炎，此后曾就诊于多家医院，间断应用免疫抑制剂及激素治疗（期间反复更换药物类型），未正规、坚持服药，炎症指标、血沉间断升高；2007年超声示双侧股动脉狭窄，双侧颈内动脉严重狭窄，右锁骨下动脉起始段中度狭窄，无名动脉起始段重度狭窄，胸腹主动脉、下肢动脉、右肾动脉起始段明显狭窄（2007年天坛医院会诊因双侧股动脉狭窄明显，介入穿刺难进行，建议药物治疗）；2010年7月行冠状动脉CTA检查示：左主干及三支病变，管腔钙化明显，2015年7月开始无明显诱因间断活动后（快走200m左右）胸闷，休息、含服硝酸甘油或速效救心丸3～5min后缓解，长期口服阿司匹林＋氯吡格雷＋可定＋硝酸酯类药物治疗。另有慢性萎缩性胃炎、肺大疱、前列腺增生、白内障等病史。

吸烟55年，20支／天，2015年戒烟，偶饮酒。

否认家族遗传病史。

【入院查体】

体温36.4℃，血压102/70mmHg，心率80次／分，呼吸18次／分，双侧颈动脉可闻及收缩期杂音；双肺呼吸音清；心界不大，节律规则，二尖瓣听诊区可闻及Ⅱ～Ⅲ级收缩期杂音，脐周及双侧腹股沟均可闻及血管杂音。双下肢无水肿，双侧足背动脉可触及。

【辅助检查】

1. 血常规检测结果显示中性粒细胞百分比90.5%，白细胞计数 8.78×10^9/L。

2. 心肌酶检测结果显示 cTnI 2.989μg/L ↑，cTnT 0.795μg/L ↑。

3. 血脂检测结果显示总胆固醇（TC）3.92mmol/L，甘油三酯（TG）1.31mmol/L，低密度脂蛋白胆固醇（LDL-C）2.49mmol/L，高密度脂蛋白胆固醇 HDL-C（0.75mmol/L）。

4. 红细胞沉降率（ESR）78mm/H ↑；C反应蛋白（CRP）43.2mg/L ↑。

5. 抗 U1RNP 抗体阳性、抗核抗体（ANA）阳性，IgE 1490U/ml ↑，IgG 20.2g/L。

6. N端脑利尿钠肽前体 16 047.2pg/ml ↑。

7. 窦性心动过速，ST-T改变（图14-1）。

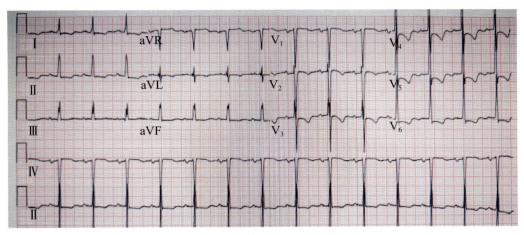

▲ 图 14-1　入院心电图示窦性心律，心电图不正常，ST-T 改变

8. 超声心动图结果显示左心室（LV）舒张期/收缩期末期内径为 58/48mm，左心房（LA）内径为 41mm，左心室射血分数（LVEF）35%。左心房、左心室扩大，余心腔内径正常，左心室前壁、侧壁室壁运动明显减弱，左心室下壁、后壁变薄、回声增强、室壁运动减弱，左心室乳头肌功能不全。

9. 血管超声显示双上肢静脉未见血栓，双上肢动脉粥样硬化，右侧锁骨下动脉起始部斑块硬化性狭窄大于 70%，双侧颈动脉粥样硬化，双侧颈内动脉起始部斑块硬化性狭窄大于 80%，腹主动脉粥样硬化，双下肢动脉重度硬化性狭窄近闭塞。

【入院诊断】

- 冠状动脉粥样硬化性心脏病
    - 急性非 ST 段抬高型心肌梗死。
    - 心功能Ⅰ级（Killip 分级）。
- 肺部感染。
- 高血压 2 级（极高危）。
- 多发性大动脉炎。
- 2 型糖尿病。

• 外周动脉粥样硬化症。

【诊治过程】

1. 心功能

积极药物治疗，加强抗凝、强化调脂、维持水电解质平衡等综合措施，心功能不全有所好转，BNP 及 CRP 下降，发作性喘憋改善，血压偏低水平（80～110）/（55～65）mmHg，心率持续偏快，小剂量静脉泵入艾司洛尔，效果不明显。

2. 心绞痛

虽然经过系统的药物治疗，心功能有所改善，但是仍存在心绞痛频发，排尿（卧床）、过多言语、轻微活动即诱发。大动脉炎冠状动脉受累的情况少见，而且患者男性，74 岁高龄，有高血压、血脂异常、糖尿病、吸烟等多种动脉粥样硬化危险因素，考虑冠状动脉情况应以动脉粥样硬化为主，有介入指征；但是同时存在风险，即系统性血管炎会加重冠脉病变，而且 ESR 一直处于偏高水平，增加介入的难度和风险。经过反复讨论，9 月 5 日行冠状动脉造影 + 介入治疗，结果见表 14-1 和图 14-2。

表 14-1　介入治疗病变评估及治疗策略

位　置	狭窄位置	狭窄程度及治疗策略
左主干	全程管壁不规则、钙化	—
前降支	近中段弥漫性狭窄	最重 85%，向右冠状动脉远端发出侧支 TIVOLi 2.75mm×21mm Endevor 3.0mm×2.4mm
第一对角支	近段节段性狭窄	70%
回旋支	远段节段性狭窄	95%，向右冠状动脉远端发出侧支 Endevor 2.5mm×18mm
第三钝缘支	近段节段性狭窄	70%
右冠状动脉	近中段节段性弥漫性狭窄、钙化	90%
	远段	100%

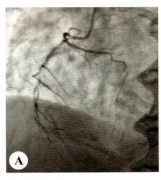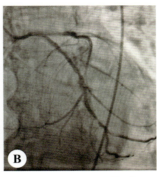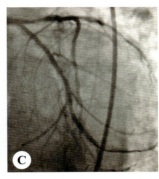

▲ 图 14-2　介入治疗术中影像，显示三支血管均呈弥漫病变，**LAD** 最重 **85%**，**LCX** 最重 **90%**，**RCA** 达 **100%**，于 **LAD**、**LCX** 植入支架

术后患者心绞痛症状得到缓解，未出现明显的胸闷、憋气等症状，可下地活动，复查超声心动图 EF 40%。

3. 系统性大动脉炎

入院后查 ESR、CRP 水平偏高，风湿科专科会诊考虑系统性血管炎 + 动脉粥样硬化诊断明确。患者入院前自 2004 年反复查 ESR、CRP 水平均高于正常，于协和医院诊断为多发大动脉炎，此后间断应用免疫抑制剂及激素治疗（期间反复更换药物类型），考虑未正规应用免疫抑制剂及激素，系统性血管炎症未得到有效控制。

入院后经过积极治疗，病情稳定后，应用激素治疗（甲泼尼龙 6mg，1 次 / 天），复查血沉及 CRP 基本恢复正常（如 ESR、CRP 水平再次升高，考虑加用免疫抑制剂甲氨蝶呤 10mg，1 次 / 天）。

4. 术后存在问题

(1) 血红蛋白偏低：85g/L 左右，反复复查，便潜血阴性，无消化道出血证据，口服叶酸、维生素 B_{12}、铁剂及皮下注射 EPO 1 万单位，3 次 / 周，血红蛋白未明显回升，将双抗由阿司匹林 + 替格瑞洛更换为阿司匹林 + 氯吡格雷，血红蛋白逐渐回升至 127g/L。

(2) 心率偏快：静息状态下 80 次 / 分，轻微活动后即上升至 90 次 / 分以上，考虑心功能不全是引起心率偏快主要原因之一，在纠正缺血、严格出入量管理同时，逐渐增加美托洛尔用量至 50mg，每天早晨 1 次，37.5mg，每天下午 1 次，静息心率维持在 70～80 次 / 分，血压稳定在（100～110）/60mmHg，无灌注不足表现。

【预后】

2017 年 12 月复查血红蛋白稳定（132g/L），红细胞沉降率正常范围（19mm/H），NT-proBNP 稳定（2300pg/ml），低密度脂蛋白胆固醇控制达标（1.54mmol/L），心电图无动态变化，超声心动图 EF 40%。

患者室内及室外散步未再出现胸闷、憋气症状，静息心率维持在 70～80 次 / 分，血压稳定在（100～110）/60mmHg。

【总结及知识拓展】

1. 冠状动脉病变的病因

患者 2004 年被诊断为多发大动脉炎，多处外周动脉粥样硬化伴狭窄，2010 年 7 月行冠状动脉 CTA 检查示左主干及三支病变，因介入条件困难，疾病复杂，多家医院均未进行介入治疗。

大动脉炎（Takayasu arterifis，TA）指主动脉及其主要分支的慢性进行性非特异性炎性疾病，病变多见于主动脉弓及其分支，其次为降主动脉、腹主动脉和肾动脉，主动脉的二级分支，如肺动脉、冠状动脉也可受累，冠状动脉受累相对少见。受累的血管可为全层动脉炎，由于血管内膜增厚，导致管腔狭窄或闭塞。本病多发于年轻女性，30 岁以前发病约占 90%，40 岁以后较少发病，往往没有很多的冠心病危险因素。临床分型为四种类型：头臂动脉型、胸 - 腹主动脉型、广泛动脉型、肺动脉型。10%～30% 的大动脉炎患者存在冠状动脉受累，受累血管病理分型为三型。1 型：冠状动脉开口或近段受累；2 型：弥漫或者局限的冠状动脉炎；3 型：冠状动脉扩张或动脉瘤。其中 1 型多见。

系统性血管炎症引起的冠状动脉病变与动脉粥样硬化的主要鉴别点有四

个方面：①患者通常较年轻，而冠状动脉粥样硬化多为中老年患者；②通常无高血压、高血脂、糖尿病等冠状动脉粥样硬化的高危因素；③眼底血管、颈部血管及其他部位的血管未发现动脉粥样硬化的表现；④冠状动脉病变常与其他系统病变表现（如口腔溃疡、皮疹、尿检异常、外周神经病、肌痛等）伴随出现。血管炎心脏损害的诊断是基于临床病史、体格检查、实验室检查等综合判断，有时甚至依靠病理。

患者 2004 年诊断多发大动脉炎，间断药物治疗，曾完全停药很长时间，大动脉炎未得到正规、有效治疗，而患者有高血压、血脂异常、糖尿病、吸烟等动脉粥样硬化危险因素，且为 74 岁老年男性，2010 年冠状动脉 CT 提示左主干＋三支病变，钙化明显，综合分析，此次急性心肌梗死考虑系统性炎症及动脉粥样硬化所致，与动脉粥样硬化相关性更大。

在充分药物治疗，解决冠状动脉问题的同时，积极对大动脉炎进行治疗，应用激素规范化治疗后，患者红细胞沉降率基本接近正常。

2. 介入治疗风险与获益之间的平衡

入院后经过积极的治疗，心功能得到一定程度的有效控制，喘憋症状有所缓解，但存在反复心绞痛发作，轻微动作就可以诱发，如排尿（卧床）、稍微过多言语、轻微活动、大便（卧床）等，生活质量下降，随时有猝死风险。而进行介入手术难度大，风险高，如何平衡手术风险和获益在此显得非常重要。但有一点毋庸置疑，进行血运重建改善冠状动脉供血是当务之急。

系统性血管炎会加重冠状动脉病变，血管重建手术最好是在大动脉炎的炎症活动得到有效控制后进行，但患者 ESR 一直处于偏高水平，动脉炎的活动性是导致其外科手术及介入治疗失败的一个危险因素，活动期重建手术发生靶血管再狭窄的概率明显增加，虽然目前动脉炎未得到有效控制，但是患者反复发作心绞痛，药物治疗效果不佳，需要尽早改善供血，纠正心力衰竭，目前患者心功能不全，旁路移植手术风险极高，与患者家属充分沟通后行介入治疗。介入的难度及风险都很大，且患者同时存在肾动脉狭窄情况，即使肾功能目前正常（肾动脉狭窄待心脏病情稳定后，再决定是否行进一步处理），却更增加了介入的风险。

3. 个体化治疗思考

（1）心率：心率是心血管疾病预后的重要预测因子，应该严格管理心肌梗死患者的心率，此患者术后心率一直偏快，静息状态下约 80 次 / 分，稍微活动即升至 90 次 / 分以上，心功能不全是心率偏快的重要原因之一，在纠正缺血、改善心功能同时进行心率管理，逐渐将 β 受体阻滞剂加量，有效控制心率，静息心率控制在 70～80 次 / 分。

在这个过程中，患者无心绞痛发作，活动后无头晕、心悸、胸闷等不适，整体病情稳定，考虑患者长期应用激素、内分泌药物治疗，基础心率在一个较高水平，而且患者 EF 值偏低，术后由 35% 升至 40%，心排血量 = 心率 × 每搏量，心率增快考虑为增加心排血量，满足自身需求的一种自我调节，虽然患者血压偏低，但是并未出现无灌注不足的表现，β 受体阻滞剂最终用量：美托洛尔 50mg，每天早上 1 次，37.5mg，每天下午 1 次，血压基本维持在（100～110）/60mmHg，心率 70～80 次 / 分。

（2）抗血小板药选择：基于东亚人群的 KAMIR-NIH 的研究显示，替格瑞洛比氯吡格雷显著降低了主要心脏不良事件（major adverse cardiac events，MACE）发生的风险，然而，替格瑞洛在 ≥ 75 岁患者中的心肌梗死溶栓治疗（thrombolysis in myocardial infarction，TIMI）分级系统中大出血风险明显高于氯吡格雷[1-3]。在应用双抗过程中，40%～50% 的患者有较高的消化道出血的风险，真实世界中，PCI 术后出院自发性出血患者中，消化道出血约占 77.2%[4, 5]。

此病例中，患者术后血红蛋白水平一直处于偏低水平，通过各种措施补充血红蛋白仍未明显回升，并且未找到出血证据，通过基因型检测，患者属于氯吡格雷敏感型，将替格瑞洛更换为氯吡格雷，患者血红蛋白逐渐回升至 128g/L，同时，在应用双抗的过程中，加用质子泵抑制剂（PPI），以预防消化道出血的发生。

（肖铁卉　著，吴　元　盛　莉　审）

参考文献

[1] Turgeon RD, Koshman SL, Youngson E, et al. Association of ticagrelor vs clopidogrel with major adverse coronary events in patients with acute coronary syndrome undergoing percutaneous coronary intervention [J]. JAMA Intern Med, 2020, 180 (3):420–428.

[2] Wang HY, Li Y, Xu XM, et al. Impact of baseline bleeding risk on efficacy and safety of ticagrelor versus clopidogrel in chinese patients with acute coronary syndrome undergoing percutaneous coronary intervention [J]. Chin Med J (Engl), 2018, 131 (17):2017–2024.

[3] Park KH , Jeong MH, Ahn Y, et al. Comparison of short-term clinical outcomes between ticagrelor versus clopidogrel in patients with acute myocardial infarction undergoing successful revascularization; from Korea Acute Myocardial Infarction Registry-National Institute of Health [J]. Int J Cardiol, 2016(215):193–200.

[4] Ahn JH, Ahn Y, Jeong MH, et al. Ticagrelor versus clopidogrel in acute myocardial infarction patients with multivessel disease; From Korea Acute Myocardial Infarction Registry-National Institute of Health [J]. J Cardiol, 2020, 75 (5):478–484.

[5] Dinicolantonio JJ, D'Ascenzo F, Tomek A, et al. Clopidogrel is safer than ticagrelor in regard to bleeds:a closer look at the PLATO trial [J]. Int J Cardiol, 2013, 168 (3):1739–1744.

15 心肌梗死后肌酶升高并肌无力

患者，男性，72岁，主因"持续性胸痛30min"入院。30min前患者活动中突发胸痛，位于心前区，范围手掌大小，程度剧烈，难以忍受，伴胸闷、大汗。就诊笔者所在医院急诊，心电图（ECG）显示胸前导联（$V_1 \sim V_5$）ST段抬高，诊断为急性前壁心肌梗死（图15-1），拟行急诊经皮冠脉介入术（PCI）治疗，予阿司匹林300mg，替格瑞洛180mg嚼服。

【既往史】

2型糖尿病20年，二甲双胍+胰岛素治疗。阵发性心房颤动病史10年，未治疗。否认高血压病病史。结肠癌结肠部分切除术后20年。吸烟史60年，40~60支/天。饮酒史50年，偶饮酒。

【入院查体】

体温36.2℃，脉搏102次/分，呼吸24次/分，血压170/107mmHg。双肺呼吸音粗，双肺底可闻及湿啰音，心率120次/分，律不齐，S_1强弱不等，$A_2 > P_2$，各瓣膜听诊区未闻及杂音，未闻及心包摩擦音，腹软，肝脾未触及，双下肢不肿。

【初步诊断】

• 冠状动脉粥样硬化性心脏病。

- 冠状动脉粥样硬化性心脏病
  - 急性广泛前壁心肌梗死。
  - 心功能Ⅱ级（Killip 分级）。
- 2 型糖尿病。
- 阵发性心房颤动。
- 结肠癌术后。

【诊疗经过】

急诊 PCI 启动过程中，患者突发意识丧失，呼之不应，心电监护示心室颤动，立即心肺复苏，并除颤治疗，患者心电不稳，反复出现心室颤动（图 15-1）、心房颤动、逸搏心律，持续心肺复苏，除颤，气管插管、呼吸机辅助通气，并予胺碘酮、艾司洛尔推注和静脉滴注维持。患者血压低（85～90）/（40～60）mmHg，SaO$_2$ 85%，双肺大量湿啰音。给予多巴胺、多巴酚丁胺强心和去甲肾上腺素血管加压治疗并置入主动脉内球囊反搏（IABP）。此后，患者病情逐渐稳定，血压 110/70mmHg 左右，心率 110次 / 分，窦律与心房颤动律交替，SaO$_2$ 98%，双肺仍可闻及大量湿啰音。予静脉硝酸酯扩血管及呋塞米利尿治疗。入院次日，患者病情相对稳定，神志清楚，血压 120/80mmHg，心率 118 次 / 分，窦性心律，阵发心房颤动，双肺闻及湿啰音，较前减少，尿量 3000ml，继续纠正心力衰竭治疗。床旁超声示前壁、前间隔室壁运动明显减低，心尖段运动消失，左心室射血分数（LVEF）35%～40%（图 15-2）。

入院第 3 天患者体温升高至 38.4℃（图 15-3），血白细胞计数略升高，中性粒细胞百分比正常，降钙素原（PCT）略高 0.6ng/ml，将抗生素哌拉西林舒巴坦换成美罗培南，但体温持续升高。入院后 1 周循环稳定撤除 IABP。IABP 穿刺部位有渗血，敷料更换频度增加，敷料（舒士贴膜）过敏，医用粘胶相关性皮肤损伤，局部皮肤破溃、渗血（图 15-4）。患者仍发热，峰值 39.5℃，不伴寒战。PCT 升高到 1.5ng/ml，中性粒细胞百分比升至 90%，随

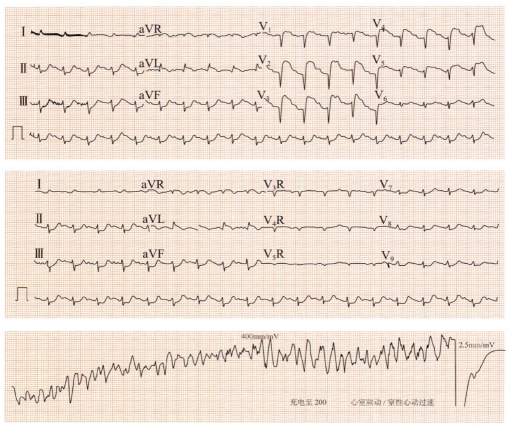

▲ 图 15-1　12 导联心电图显示广泛前壁导联 ST 段抬高，监护导联记录到心室颤动发作

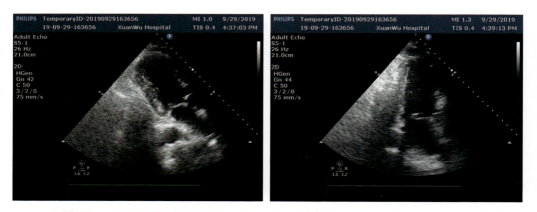

▲ 图 15-2　床旁超声心动图显示左心室前壁前间隔及心尖运动减低或消失，收缩期心尖向外膨出，LVEF 35% ～ 40%

加用抗 G⁺ 球菌的利奈唑胺（后根据病情先后换用替考拉宁和万古霉素），预防 G⁺ 球菌血流感染，PCT 和血象很快降至正常，连续应用 3 周。但体温持续达 4 周（图 15-3）。患者发热期间多次血培养均阴性。连续床旁胸部 X 线片未见斑片状致密影（图 15-5）。肿瘤标志物及风湿免疫病抗体阴性。针对破溃伤口，先用的造口粉，效果不佳，后改用盐酸盐和水胶体敷料，3 周结痂（图 15-4）。

患者入院后 1 周肌酸激酶（CK）再次升高，进行性，峰值达 7506U/L，肌酸激酶同工酶（CK-MB）峰值 116U/L，肌红蛋白（Myo）再次显著升高且呈持续性，峰值 969U/L（图 15-6）。

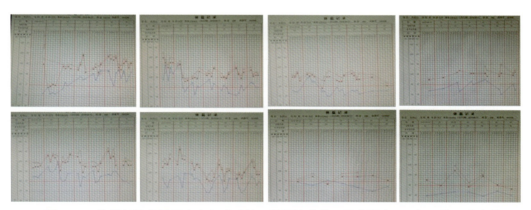

▲ 图 15-3　体温记录单显示患者入院后第三天开始发热，最高温度 **39.5℃**，体温升高持续达 4 周

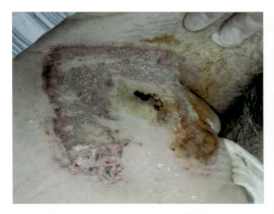
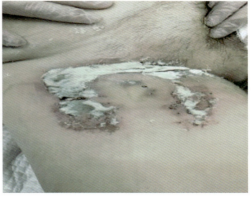

▲ 图 15-4　患者 IABP 穿刺置管部位渗血，敷料包扎止血，发生敷料过敏，局部皮肤破溃、渗血，先用的造口粉，效果不好，后改用盐酸盐和水胶体敷料，3 周结痂

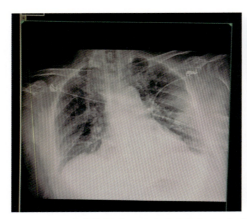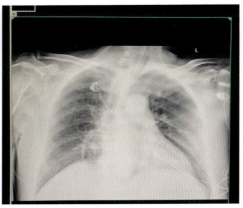

▲ 图 15-5　连续床旁胸部 X 线片未见提示肺部感染的斑片状致密影

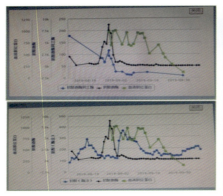

日期	CK-MB (μg/L)	Myo (μg/L)	cTnI (μg/L)	NT-proBNP (pg/ml)
2019.08.11.21:24	3.01	44.9	0.032	354
2019.08.12.06:42	303	>1000	38.1	
2019.08.12.15:43	310	644	>50.0	
2019.08.12.20:56	202	317	>50.0	
2019.08.26.13:54	7.96	>1000	0.310	17076
2019.09.11.06:25	9.85	>1000	0.089	9381
2019.09.16.17:08	6.15	506	0.027	

▲ 图 15-6　入院后 1 周肌酸激酶（CK）再次升高，进行性，峰值达 7506U/L，肌酸激酶同工酶（CK-MB）略有升高，肌钙蛋白 I（cTnI）无明显升高，肌红蛋白（Myo）再次显著持续升高，峰值 969U/L（左图，生化检测）；同时伴有心肾功能的恶化，肌酐和 N 端脑利尿钠肽前体（NT-proBNP）升高

　　入院后 2 周余心肺功能稳定撤除呼吸机，发现患者四肢肌力明显减低（1～2 级，共 6 级），肌张力减低，咳痰无力，但深浅感觉正常，腱反射未引出，无病理征。脱机后 3d 患者因无力排痰，痰阻呼吸困难再次插管上机。神经内科会诊考虑患者为危重症肌病，给予丙种球蛋白 0.4g/kg，连续 5d；辅酶 Q_{10} 10mg，每天 3 次；维生素 B_{12} 10mg，每天 3 次；联合神经康复治疗。患者肌力逐渐恢复，2 周后顺利脱机，至出院时肌力恢复到 4+ 级。住院时间 2 个月。

【总结及知识拓展】

本例患者因持续性胸痛入院，心电图提示广泛前壁导联 ST 段抬高，急性 ST 段抬高型心肌梗死（STEMI）诊断明确。因反复发作心室颤动、心肺复苏，心脏泵功能衰竭，低血压低氧合，气管插管呼吸辅助，未能转运至导管室实施冠状动脉造影及再灌注治疗。本例的经验教训是急诊再灌注是挽救心肌改善预后的最重要的治疗，应尽可能创造条件、把握时机实施心肌再灌注治疗。患者因发生了大面积透壁心肌梗死，左心室不良重构，射血分数显著减低，心脏泵功能严重受损。

患者发热的原因如何分析？是否为感染？首先多次血、痰和尿液培养结果均阴性，G 实验和 GM 实验也是阴性的，无血流、肺部呼吸机相关肺炎（VAP）和泌尿系感染病原学证据。其次，整个发热过程中 PCT 一直没有明显升高，体温升高与 PCT 结果不平行。再次，多次床旁胸部 X 线片未见肺部影像学感染表现。最后，强效的、覆盖常见 G^- 菌和 G^+ 菌的抗生素联合治疗效果不明显。因此，本例并无明确的支持感染引起发热的确切证据。但是，由于有皮肤破溃渗血，同时发热，尽管血培养阴性，PCT 仅轻微升高，血白细胞和中性粒细胞百分比升高，一过性血流感染并不能除外，本例依然给予了抗 G^+ 球菌的抗生素足疗程治疗。

本例患者突出的临床表现是入院 1 周左右肌酸激酶和肌红蛋白等肌酶的再次显著升高，且呈持续性，而 CK-MB 和 cTnI 无明显升高。同时，出现四肢肌力和肌张力的显著下降，呼吸机脱机困难。CK 是肌肉损伤最敏感的指标，也是肌肉损伤病程的最佳衡量指标。血清肌酶测定最常用于评估疑似肌病的肌无力或肌痛患者。一般而言，血清 CK 明显升高（高于正常值上限 10 倍）有助于鉴别原发性肌肉疾病与引起无力和肌肉萎缩的神经源性疾病引起的继发性肌肉损害。肌红蛋白只存在于心肌及横纹肌内，与 CK 一起由受损肌肉释放。

危重病患者常会发生肌肉无力。在 ICU 内接受机械通气至少 7d 的患者

中发生率 $\geqslant 25\%$ [1]。ICU 中的肌肉无力大多是由于危重病性肌病（critical illness myopathy，CIM）和（或）危重病性多发性神经病（critical illness polyneuropathy，CIP）。一些研究者将其称为"ICU 获得性肌无力（ICU-acquired weakness，ICUAW）"[2]。临床上，危重症患者出现弛缓性全身无力，主要考虑的鉴别诊断是 CIM 和（或）CIP。但还需与危重病患者可能发生的其他急性和亚急性肌病，包括横纹肌溶解、恶病质肌病及罕见的吉兰 - 巴雷综合征（Guillain-Barré syndrome，GBS）鉴别。横纹肌溶解是以肌肉坏死和肌细胞内容物释放进入循环为特征的综合征。CK 的水平经常明显升高，达到每升上万或十几万单位，伴有肌肉疼痛、无力和深色尿 [3]，组织学上通常仅有轻度的肌肉坏死，肌电图异常可以很轻微，仅有轻度的纤颤电位，本例感染和他汀使用是危险因素，但是本例既往长期服用他汀从未出现肌痛等症状，本次发病后才出现，同时也无严重感染证据，另外，CK 水平升高不明显，因此，横纹肌溶解证据不充分。磁共振可以帮助进一步甄别，两者都表现水肿，但横纹肌溶解组织损伤程度更重。

恶病质肌病是危重病患者因蛋白质分解代谢和肌肉废用而出现亚急性肌病 [4]。该病表现为近端为主的肌无力伴肌萎缩，但 CK 正常，常存在营养不良的实验室证据，肌电图正常或显示轻度的"肌病性"运动单位电位（motor unit potential，MUP）改变但无纤颤电位，组织学上显示 2 型肌纤维萎缩。本例不符合上述临床表现特征可排除。

GBS 是免疫介导的急性多发性神经病，并不常出现于危重病患者中。GBS 的原因被认为是前驱感染诱发免疫应答，而由于分子模拟，机体免疫系统与周围神经成分（髓鞘或轴突），发生交叉反应，导致脱髓鞘型或轴突型 GBS [5]。GBS 的主要临床特征是进行性、相当对称的肌无力，伴深腱反射减弱或消失。脑脊液中的蛋白质浓度升高，在神经传导检查（nerve conduction studies，NCS）中，显示存在脱髓鞘性多神经病。本例与上述临床表现特征不符合，可以排除。

CIM 是 ICU 获得性肌病的最常见形式。弛缓性四肢轻瘫，累及近端肌肉可能多于远端肌肉，以及机械性通气脱机失败是 CIM 最常见的起病特征[6]。CIM 患者感觉正常，深肌腱反射可能正常或减弱。在有危重病的情况下，存在上述临床特征，特别是弛缓性肌无力及呼吸衰竭需进行机械通气但脱机失败的患者，应疑诊为 CIM。患者通常存在血清肌酸激酶升高。如果能证实感觉功能保留（提示 CIM），可对 CIM 和 CIP 进行区分。CIM 通常在数周至数月内可逆转，但它可导致入住重症监护病房（ICU）的时间延长及总住院时间增加。CIP 临床特征与 CIM 有重叠，受累患者表现为感觉运动性多神经病，其临床特征为肢体肌无力和萎缩，深腱反射减弱或消失，对轻触和针刺的周围感觉丧失，脑神经功能相对保留[5, 7]。二次脱机后 10d 患者进行了肌电 / 诱发电检查，结果显示右胫神经、腓浅神经感觉传导未引出肯定波形，右腓总神经运动传导波幅明显降低，速度稍慢，右胫神经运动传导速度稍低，提示存在周围神经感觉传导障碍。综合本例患者的临床特征，考虑 CIM 合并 CIP 诊断。

CIM 和 CIP 的治疗目标均为积极控制疾病、预防额外并发症（如静脉血栓形成）和康复。

（尹春琳　笪宇威　著，田新平　审）

参考文献

[1] De Jonghe B, Sharshar T, Lefaucheur JP, et al. Groupe de Réflexion et d'Etude des Neuromyopathies en Réanimation Paresis acquired in the intensive care unit:a prospective multicenter study [J].JAMA, 2002, 288 (22):2859.

[2] Stevens RD, Marshall SA, Cornblath DR, et al. A framework for diagnosing and classifying intensive care unit-acquired weakness [J]. Crit Care Med, 2009, 37 (10 Suppl): S299.

[3] Huerta-Alardín AL, Varon J, Marik PE. Bench-to-bedside review:Rhabdomyolysis – an overview for clinicians [J]. Crit Care, 2005, 9 (2):158.

[4] Bolton CF. Neuromuscular manifestations of critical illness [J]. Muscle Nerve, 2005, 32 (2):140.

[5] Fokke C, van den Berg B, Drenthen J, et al. Diagnosis of Guillain-Barrésyndrome and validation of Brighton criteria [J]. Brain, 2014, 137 (Pt 1):33.

[6] Lacomis D, Giuliani MJ, Van Cott A, et al. Acute myopathy of intensive care:clinical, electromyographic, and pathological aspects [J]. Ann Neurol, 1996, 40 (4):645.

[7] Latronico N, Shehu I, Seghelini E. Neurom–uscular sequelae of critical illness [J]. Curr Opin Crit Care, 2005, 11 (4):381.

16 酷似急性心肌梗死的暴发性心肌炎

患者，男性，61岁，主因"双下肢无力半年，加重伴双下肢水肿2周"于2017年7月14日收入神经内科。患者半年前无明显诱因出现双下肢无力，行走乏力，近2周来双下肢无力加重，出现双下肢水肿，活动后加重，出现头晕、胸闷，气短，晨起恶心，无呕吐，近1周出现晕厥4次，持续1min可自行好转，无头痛及肢体抽搐，行头CT未见出血，收入神经内科病房。

【既往史】

高血压史4年，最高160/120mmHg，目前服用降血压药不详，未系统监测血压。5年前行胆囊切除术，曾有肝囊肿破裂史。饮酒30余年，以白酒为主，每天平均1斤（500ml），未戒酒。吸烟史30余年，平均20支/天，未戒烟。

【入院查体】

血压69/50mmHg，脉搏100次/分，神清，贫血貌，记忆力减退，双肺呼吸音清，无干湿啰音。心界扩大，心率100次/分，各瓣膜区未闻及杂音。腹软，无压痛，肝脾未及，双下肢呈中度指压性水肿。

【辅助检查】

1. 血常规

白细胞 11.54×10^9/L ↑，血红蛋白 55g/L ↓，血小板 291×10^9/L。

2. 生化

甘油三酯（TG）2.95mmol/L，总胆固醇（TC）6.25mmol/L，低密度脂蛋白胆固醇（LDL-C）3.76mmol/L↑；肌酐（Cr）113.3μmol/L↑，K^+ 2.6mmol/L↓；肌钙蛋白 I（cTnI）3.97ng/ml↑；N 端脑利尿钠肽前体（NT-ProBNP）9264pg/ml↑；C 反应蛋白（Hs-CRP）12.77mg/L↑。

3. 甲状腺功能

甲状腺功能正常。

4. 心电图

窦性心律，$V_2 \sim V_5$、Ⅰ、aVL 导联 ST 段压低（图 16–1）。

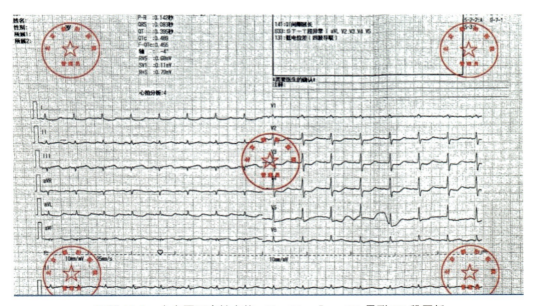

▲ 图 16–1　心电图示窦性心律，$V_2 \sim V_5$、Ⅰ、aVL 导联 ST 段压低

5. 超声心动图

左心室内径（LV）55/47mm，左心房内径（LA）37mm，左心室射血分数（LVEF）36%。节段性室壁运动异常，左心室收缩功能减低，左心房轻度增大，二尖瓣反流（轻度），三尖瓣反流（轻中度），肺动脉高压。

6. 腹部超声

脂肪肝，肝多发囊肿，胆囊切除术后，腹腔积液，双侧胸腔积液。

【入院诊断】

- 晕厥。
- 急性冠脉综合征。
- 低血压。
- 重度贫血。
- 低钾血症。
- 高尿酸血症。
- 胆囊术后。

【诊疗经过】

患者入神内科后处于休克状态，给予适当扩容，多巴胺升压等治疗，血压逐渐稳定在 90/60mmHg 以上。因其存在严重的贫血，追问患者病史，既往患者曾有多次痔疮出血，此次不除外近期痔疮出血所致，入院当日予输注悬浮红细胞 2 单位，血红蛋白逐渐上升至 69g/L（7 月 16 日）。患者合并严重的低钾血症，给予口服及静脉补钾治疗，血钾升高至 3.6mmol/L（7 月 16 日）。监测患者血常规，白细胞由入院时的 11.54×10^9/L 上升至 15.64×10^9/L，降钙素原（PCT）为 5.12ng/ml，考虑存在重度感染，予莫西沙星抗感染治疗。入院后发现患者 cTnI 进行性升高，7 月 16 日达到 24.07ng/ml，提示存在心肌损伤，心电图提示胸前导联广泛 ST 段压低，超声心动图提示左心室各壁中间—心尖段运动幅度明显减低，考虑存在急性非 ST 段抬高心肌梗死，予监测生命体征，营养心肌，调血脂等药物治疗，因患者不除外活动性出血且血压偏低，未加用抗凝、抗血小板及扩张冠状动脉的药物治疗。患者间断有胸闷、喘憋出现，患者 7 月 16 日 19 时 10 分突然出现烦躁，胸闷，不能平卧，考虑急性左心衰，期间出现血压、心率下降，立即予胸外按压，反复两次肾上腺素静脉推注，患者心率恢复，急查血气分析提示代谢性酸中毒、严重低氧血症，予气管插管＋有创呼吸机辅助通气，碳酸氢钠纠酸，去甲肾上腺素升压，咪哒唑仑（力月西）镇静，继而转入 CCU 进一步治疗。

转入之后，患者的血压 70/50mmHg，心率 103 次 / 分，四肢湿冷，考虑仍存在休克状态，进一步分析休克原因。①失血性休克：患者入院后多次查便潜血均为阴性，查贫血组合提示患者存在叶酸缺乏，经输血后血色素未有再次下降，考虑失血性休克基本除外。②感染中毒性休克：患者转入后出现高热，白细胞、PCT 进一步升高，胸部 X 线片提示双肺弥漫性渗出影（图 16-4），不除外该可能，需进一步完善右心导管检查明确患者血流动力学状态。③心源性休克：患者转入后 BNP 进行性升高，复查超声心动图提示弥漫性室壁运动异常，射血分数仅为 29%，应考虑存在心源性休克（表 16-1）。治疗上，予患者抗栓、调血脂、抗炎、多巴胺联合去甲肾上腺素升压、呼吸机及对症支持治疗，建议患者行 ECMO 或 IABP 治疗，患者家属拒绝。7 月 19 日完善右心漂浮导管检查，测肺动脉楔压 23mmHg，中心静脉压 13cmH$_2$O，心排血量（CO）4.4L/min，心指数（CI）2.7，提示患者存在左心功能不全，轻度心排血量下降，但是其中心静脉压不低，并不存在外周血管扩张情况，该结论支持心源性休克，而非感染中毒性休克。患者心源性休克明确，但是导致心源性休克的基础病因尚不清楚。因为患者心率较快时，心电图 ST-T 改变不显著（图 16-2 和图 16-3），而且其 cTnI 升高幅度有限，最高为 24.07ng/ml，右心漂浮导管 CO 和 CI 均不很低，单纯应用缺血因素，不能完全解释患者如此严重的休克状态。而且，患者应用目前的抗缺血治疗，自主循环未见好转，仍需血管活性药物维持，治疗效果不佳。患者体温、血象及 PCT 均显著升高，感染诊断明确，结合患者目前情况，考虑不能除外重症心肌炎，故治疗上决定加用甲泼尼龙治疗，同时应用大剂量维生素 C 及曲美他嗪营养心肌治疗。应用激素治疗后，患者的病情有明显缓解，cTnI 显著下降，血流动力学趋于稳定，用药 3d 后停用去甲肾上腺素，患者 CO 有所增加，同日成功拔除气管插管，激素共应用 6d，复查患者胸部 X 线片明显好转（图 16-5 和图 16-6），BNP 逐渐下降，LVEF 明显恢复，考虑治疗有效，进一步佐证了急性重症心肌炎的诊断，患者病情好转后，我们建议其完善心脏磁共振以明确有无心肌水

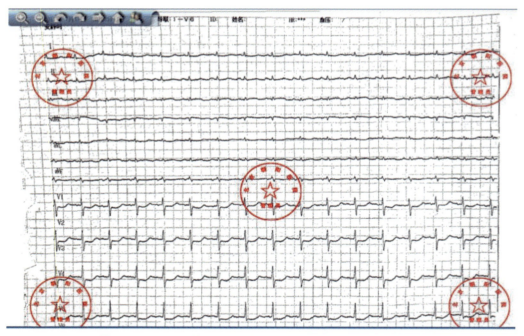

▲ 图 16-2　7 月 18 日心电图示窦性心律，胸前导联广泛 ST-T 压低

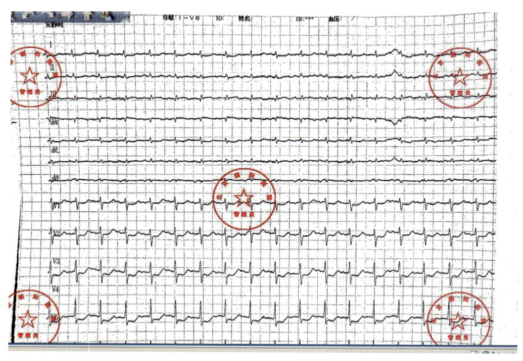

▲ 图 16-3　7 月 19 日心电图示窦性心律，胸前导联广泛压低较以前加重

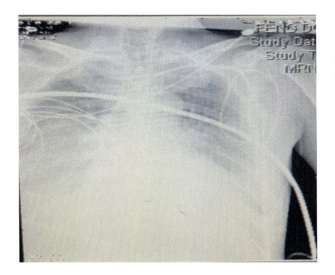

◀ 图 16-4　7 月 18 日胸部 X 线片：双肺弥漫渗出影，考虑间质性肺水肿，心影增大，右侧少量胸腔积液

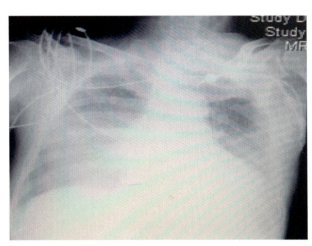

◀ 图 16-5　7 月 21 日胸部 X 线片：双肺弥漫性渗出影，考虑间质性肺水肿，较 7 月 18 日片好转，心影增大，左侧胸腔积液，右侧胸腔少量积液可能，主动脉硬化

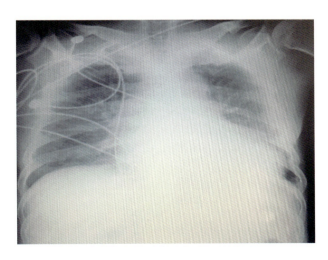

◀ 图 16-6　7 月 25 日胸部 X 线片：双肺渗出性改变，较 7 月 21 日片明显好转，心影增大，主动脉硬化

肿，但患者无法耐受磁共振，故住院期间并没有完成，患者于 7 月 31 日治疗好转出院。

表 16-1　住院期间超声心动图结果

	7 月 15 日	7 月 18 日	7 月 24 日	7 月 26 日
左心室舒张期末径（mm）	55	56	53	56
左心室收缩期末径（mm）	47	48	40	42
EF 值（%）	36	29	42	49
左心房大小（mm）	40×37×53	42×40×53	45×45×59	46×48×60
肺动脉压（mmHg）	56	53		
瓣膜	二尖瓣轻度反流，三尖瓣轻至中度反流	二尖瓣轻度反流，三尖瓣轻至中度反流	二、三尖瓣轻度反流	二尖瓣轻度反流
室壁运动	左心室各壁中间至心尖段运动明显减低，基底段运动幅度轻度减低	除室间隔基底段及左心室前壁基底段外，左心室各壁中间至心尖段运动明显减低，基底段运动幅度轻度减低	左心室下后壁运动幅度减低	左心室后壁、下壁基底段运动幅度减低

【预后】

3 个月后对患者进行随访，患者无胸闷、胸痛症状再发，日常生活不受限，复查超声心动图提示其舒张末径 56mm，射血分数 56%，二尖瓣轻度反流，左心室后壁、下壁基底段运动幅度减低，考虑心脏收缩功能基本恢复，临床预后较好。

【修正诊断】

· 暴发性心肌炎。

· 心源性休克。

- 重度贫血。

- 肾功能不全。

- 肝功能异常。

- 高血压 3 级（极高危）。

- 高尿酸血症。

- 二氧化碳潴留。

- 肺部感染。

- 代谢性酸中毒。

- 低钾血症。

- 痔。

【总结及知识拓展】

急性心肌炎是一种常见的心血管内科疾病，主要是指以心肌的局限性或弥漫性的炎性病变为主要临床症状表现的疾病，临床中主要将其分为暴发性心肌炎、急性心肌炎、慢性活动性心肌炎与慢性迁延性心肌炎[1]。依据相关的临床研究可知，心肌炎具有多种不同的临床表现，可从无症状至出现严重心律失常、急性心功能不全、心源性休克甚至死亡。随着急性心肌梗死发病率的年轻化发展，加之部分患者并未具有典型的临床表现，因而使得重症心肌炎较易与急性心肌梗死发生误诊。除上述因素外，导致误诊现象发生的其他原因包括如下方面：①并未对患者的感染病史进行重视，并且并未对患者的易患因素与诱因进行明确，从而无法进行良好的分析；②并未对患者的患病过程进行动态分析，对于急性心肌梗死而言，其具有发病更急与进展更快等特点，不同于重症心肌炎；③对于患者出现的胸闷与胸痛等症状表现，临床中较易误诊为心绞痛症状，并未对患者的以往病史进行综合评估；④未能够对患者的心电图变化进行全程观察，并缺少对定位关系分析[2]。

临床上，医生要想对于类似急性心肌梗死的心肌炎患者做出准确诊断，具有极大的难度。此外，由于急性心肌炎本身的临床表现就非特异性，而且缺乏准确可靠的诊断方法，正确诊断心肌炎本身就是一个挑战。虽然指南中推荐了心肌内膜活检（EMB），但患者血流动力学不稳定，介入治疗风险大，且病理诊断对临床诊断和指导治疗意义有限，故未能行心肌活检在常规实践中，对急性心肌炎的诊断通常要综合考虑患者的病史、临床表现和辅助检查，其中心脏磁共振（CMR）在鉴别急性心肌炎和急性心肌梗死的心肌异常方面具有显著优势[3]。研究表明，心脏磁共振检查对急性心肌炎阳性预测值高达 90% 以上[4]。

研究表明，2.6%～25% 的疑似心肌梗死患者最终诊断为非阻塞性冠状动脉疾病（MINOCA）。几种疑似心肌梗死的原因已被确定，其中急性心肌炎被认为是一个特别重要的原因[5]。在一项对于类似急性心肌梗死的心肌炎和真正急性心肌梗死患者的 Meta 分析研究中发现，年轻和高 CRP 水平被认为是急性心肌炎的预测因子，而男性、高脂血症、高 cTnI 水平及低 CRP 水平被认为和急性心肌梗死显著相关，这和我们的临床观察类似，这也有助于我们在临床上更好地区别这两种疾病[6]。

在既往的研究中，很多研究者均发现，类似急性心肌梗死的心肌炎患者很多都表现为部分导联 ST 段抬高或广泛 ST 段压低，类似心肌梗死时冠状动脉阻塞引起的心电图改变，部分患者的超声心动图也发现高度提示急性心肌梗死的节段性心室壁运动异常，这两种特征都极具误导性，对疾病的准确诊断提出了挑战[7]。在一些病例中，存在其他影像学表现，如心包积液和室间隔增厚，将有助于急性心肌炎的诊断。特别是，CMR 将提供更多的心肌改变信息，使无创性诊断成为可能。在 Lake Louise 标准中，心肌延迟强化（LGE）在区分心肌炎和心肌梗死中最有诊断价值，与真实心肌梗死中 LGE 的跨壁或心内膜下分布相比，心肌炎的特点是 LGE 主要存在于壁内或心外膜下，往往呈多灶性分布[8]。此外，T_2 加权像存在心肌水肿和早期增强图像上发现透壁的或心内膜下的充血征象，连同患者的病史，及存在阳性病毒血清学证据，这些都有利于心肌炎的诊断。当然本例患者并未完成 CMR 的检查，这也为该患者的诊断留下了遗憾。

也有一些研究者对类似急性心肌梗死的心肌炎患者的预后进行了探索。有研究发现类似心肌梗死的心肌炎患者在中位随访 17 个月期间均未发生心功能不全、心脏移植或死亡，这表明这种独特的临床个体预后相对较好。Costantini 等[9] 对 11 例表现为 ST 段抬高型心肌梗死（STEMI）的年轻男性心肌炎患者进行了分析，发现所有患者晚期（> 3 个月）的超声心动图表现均正常，这与这例患者的观察结果类似，提示类似急性心肌梗死的心肌炎患者的长期预后相对较好[10]。

本例患者治疗上的分水岭在于糖皮质激素的应用，应用激素后患者的病情有明显的缓解，提示治疗有效。目前急性心肌炎的患者是否需要应用激素治疗存在争议，但是对于暴发性心肌炎的患者来讲，早期应用糖皮质激素可能会给患者带来临床获益。2013 年发表的 Meta 分析总结了应用糖皮质激素治疗病毒性心肌炎 8 个有效的临床试验共计 719 例患者，结果显示虽然治疗组和对照组死亡率没有差异，但在 1～3 个月的随访过程中，治疗组左心室功能明显优于对照组[11]。值得注意的是，治疗组病毒复制并未增加、病情未加重，提示糖皮质激素治疗是安全的。我国 2017 年颁布的成人暴发性心肌炎诊断与治疗中国专家共识[1] 中明确指出暴发性心肌炎时心肌损伤的病理生理机制包括病毒介导的直接损伤和免疫介导的间接损伤两方面。针对免疫反应介导的病理生理环节采用相应的免疫治疗，理论上有阻断发病环节、减轻炎症、缓解临床症状、挽救濒死心肌、改善患者预后的作用。目前虽然没有大规模多中心的临床研究结果，但已有的成果和临床实践提示其有效性及安全性良好，推荐使用。糖皮质激素具有抑制免疫反应、抗炎、抗休克、抗多器官损伤等作用，消除变态反应，抑制炎性水肿，减轻毒素和炎症因子对心肌的不良影响。理论上，糖皮质激素应在病毒性心肌炎的第 2 阶段即免疫损伤阶段使用，而应避免在第 1 阶段即病毒复制和病毒损伤阶段使用，原因是糖皮质激素可能导致病毒复制增加。但对于暴发性心肌炎，第 1 阶段短而第 2 阶段的免疫损伤发生早且严重，故对于重症患者，推荐早期、足量使用。

综上所述，本文认为酷似急性心肌梗死的急性心肌炎患者的临床症状严重，并且多伴有严重的并发症，需要与急性心肌梗死患者进行鉴别，并予及时有效的治疗，如此才能够使患者获得良好的临床治疗效果。

（王　欣　陈牧雷　著，商丽华　审）

参考文献

[1] 中华医学会心血管病学分会精准医学学组，中华心血管病杂志编辑委员会，成人暴发性心肌炎工作组. 成人暴发性心肌炎诊断与治疗中国专家共识 [J]. 中华心血管病杂志, 2017, 45(9):742-752.

[2] 李新. 酷似急性心肌梗死的重症心肌炎患者的心电图改变研究 [J]. 首都食品与医药, 2019, 26(22):19-20.

[3] Stensaeth KH, Fossum E, Hoffmann P, et al. Clinical characteristics and role of early cardiac magnetic resonance imaging in patients with suspected ST-elevation myocardial infarction and normal coronary arteries [J]. Int J Cardiovasc Imaging, 2011 (27): 355-365.

[4] Maisch B, Ruppert V, Pankuweit S. Management of fulminant myocarditis:A diagnosis in search of its etiology but with therapeutic options [J]. Curr Heart Fail Rep, 2014, 11 (2):166-177.

[5] Monney PA, Sekhri N, Burchell T, et al. Acute myocarditis presenting as acute coronary syndrome:role of early cardiac magnetic resonance in its diagnosis [J]. Heart, 2011 (97): 1312-1318.

[6] Tornvall P, Gerbaud E, Behaghel A, et al. Myocarditis or "true" infarction by cardiac magnetic resonance in patients with a clinical diagnosis of myocardial infarction without obstructive coronary disease:a meta-analysis of individual patient data [J]. Atherosclerosis, 2015(241):87-91.

[7] Shuang Wu, Yan-Min Yang, Jun Zhu, et al. Clinical characteristics and outcomes of patients with myocarditis mimicking ST-segment elevation myocardial infarction Analysis of a case series [J]. Medicine (Baltimore), 2017, 96 (19):e6863.

[8] Sheldon SH, Crandall MA, Jaffe AS. Myocarditis with ST elevation and elevated cardiac enzymes misdiagnosed as an ST-elevation myocardial infarction [J]. J Emerg Med, 2012(43):996-999.

[9] Costantini M, Trito C, Licci E, et al. Myocarditis with ST-elevation myocardial infarction presentation in young man [J]. Int J Cardiol, 2005 (101):157-158.

[10] Anzini M, Merlo M, Sabbadini G, et al. Long-term evolution and prognostic stratification of biopsy-proven active myocarditis [J]. Circulation, 2013(128): 2384-2394.

[11] Chen HS, Wang W, Wu SN, et al. Corticosteroids for viral myocarditis [J]. Cochrane Database Syst Rev, 2013(10): CD004471.

患者，男性，58 岁。主因"乏力、气短半年，胸闷、双下肢水肿三月余"入院。患者半年前出现活动时乏力、气短，无咳嗽、咳痰、咯血，无胸痛、放射痛及晕厥等，未就诊。3 个月前出现活动时胸闷，伴双下肢对称性水肿，休息十余分钟可好转，无夜间憋醒。1 个月前就诊于外院，行超声心动图显示全心增大（左心室舒张末内径 55mm，右心室基底内径 50mm，左心房前后径 49mm），左心室射血分数尚可（54%）；各瓣膜形态、结构未见明显异常，二尖瓣轻度反流，三尖瓣中重度反流，肺动脉高压（估测肺动脉收缩压 82mmHg）；下腔静脉内径 22mm，吸气塌陷率＜50%；心包腔内可见液暗区（左心室后 14mm，左心室侧 13mm）。予呋塞米、螺内酯和卡托普利等药物治疗（具体剂量不详）。患者症状无明显好转，为求进一步诊治入院。

【既往史】

患者 15 年前体检时发现脾大；6 年前体检时提示巨脾，近 4 年查 B 超、腹部增强 CT 等脾脏增大趋势，脾静脉内径、门静脉内径、肝脏斜径正常上限或增加，未见下腔静脉、肝静脉、门静脉血栓征象，间断就诊于外院血液科、感染科、普外科等，原因未明确，未进行特殊处理。高血压病病史 15 年，最高 160/90mmHg，间断服药控制。白内障术后 1 年。否认糖尿病、肾病病史，否认冠心病、心律失常、心脏瓣膜病手术史。否认疫区、疫水接触史，未到过血吸虫病流行地区。否认吸烟史。饮酒 30 年，白酒每日

250～300ml（5～6两），已戒2个月。否认心血管疾病家族史。

【入院查体】

体温36.6℃，脉搏83次/分，呼吸16次/分，血压（左）130/77mmHg、（右）125/78mmHg。自主体位。颈静脉怒张。双肺呼吸音粗，未闻及明显干啰音及痰鸣音。心界向左增大，心音有力，$P_2 > A_2$，各瓣膜听诊区未闻及明显杂音。腹部膨隆，肝肋下3.0cm，剑突下3.0cm，质软，无压痛，未触及包块及结节。脾大，右下腹可及，质稍硬，表面光滑，边缘整齐，肝肾区无叩痛，脐周及右下腹局限性鼓音。双下肢中度可凹陷性水肿。

【入院诊断】

- 肺高血压。
- 脾大。
- 脂肪肝轻度。
- 心包积液。
- 高血压病2级（极高危）。
- 白内障术后。

【辅助检查】

1. 血常规

白细胞7.9×10^9/L，血红蛋白105g/L↓，血小板458×10^9/L↑，中性粒细胞百分比80.7%，淋巴细胞百分比7.4%，嗜碱细胞百分比10.4%↑，嗜碱细胞数0.8×10^9/L↑。

2. 生化

谷草转氨酶（AST）7U/L，谷丙转氨酶（ALT）19U/L，总蛋白（TP）61.7g/L，白蛋白（Alb）38.9g/L，碱性磷酸酶（ALP）120U/L，谷氨酰转移酶（GGT）88U/L，总胆红素（TBIL）15.7μmol/L，前白蛋白（PA）104.3mg/L，

肌酐（Scr）105μmol/L，尿酸（UA）677μmol/L↑，K^+ 3.61mmol/L，肌酸激酶（CK）20U/L，乳酸脱氢酶（LDH）758U/L↑，C反应蛋白（hsCRP）4.63mg/L↑（表 17–1）。

表 17–1　血液学结果回顾

	白细胞（×10⁹/L）	血红蛋白（g/L）	血小板（×10⁹/L）	碱性淋巴细胞百分比（%）	碱性淋巴细胞（×10⁹/L）	LDH（U/L）
2015 年 12 月	7.91	136	331	6.2	0.49	688
2016 年 9 月 21 日						983
2016 年 9 月 27 日	7.9	105	458	10.4	0.8	679
正常参考	4~10	120~180	100~300	0~1.0	0~0.06	100~240

3. 心电图

窦性心律，大致正常见图 17–1。

4. X 线片

双肺纹理增粗，心胸比 0.6（图 17–2）。

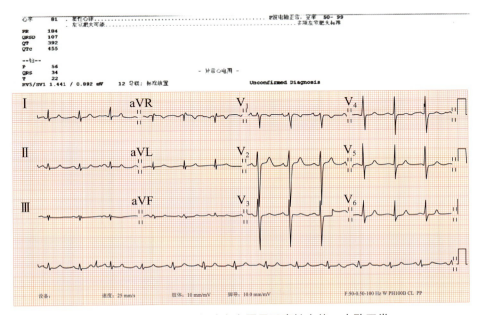

▲ 图 17–1　入院心电图显示窦性心律，大致正常

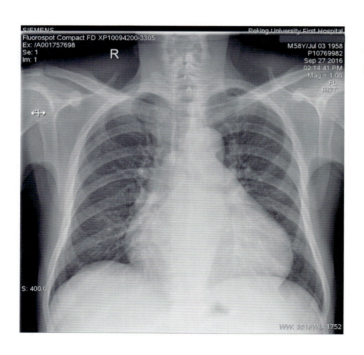

◀ 图 17-2 入院 X 线片示双侧肺纹理粗重

5. 超声心动图

全心扩大（左心室舒张末内径 5.8cm，左心室收缩末内径 4.0cm；右心室前后径 3.2cm，右心室横径 4.9cm；左心房前后径 6.4cm，左心房上下径 8.3cm，左心房横径 5.6cm；右心房上下径 8.2cm，右心房横径 8.2cm）；左心室壁稍增厚（左心室后壁厚度 1.2cm）；右心室壁稍增厚（右心室游离壁厚度 0.6cm）；左心室射血分数正常（59.0%）；左心室舒张功能异常（E/A=1.8，E/E'=33.8）；右心室收缩减弱（TAPSE 1.0cm）；二尖瓣轻度反流；三尖瓣中重度反流；肺动脉收缩压升高（75.2mmHg）；下腔静脉增宽（内径 3.1cm），吸气塌陷率 < 50%；少量心包积液（后心包液性暗区深度 0.8cm，侧心包液性暗区深度 0.6cm，剑突下液性暗区深度 0.2cm）。

6. 心脏磁共振成像（CMR）

全心增大（舒张期左心室横径 59mm，舒张期右心室流出道横径约 35mm，双侧心房扩大，以右心房扩张为著），伴二尖瓣、三尖瓣轻度反流，心排血量 9.0L/min。心包积液（最厚处约 9mm）；左心室前乳头肌根部可见少许斑点状延迟强化，纤维化可能大。

7. 血管彩超

双下肢动脉粥样硬化，颈动脉、椎动脉未见明显异常。

8. 其他

甲状腺功能、抗甲状腺抗体、甲状腺抗体、大便常规、凝血功能、免疫球蛋白、血沉正常、感染性疾病筛查阴性。动脉血气分析（ABG）：pH 7.45，PCO_2 33mmHg↓，PO_2 75mmHg↓，乳酸（Lac）0.7mmol/L，HCO_3^- 22.9mmol/L。

9. 自身抗体

抗核抗体（＋）（混合型）1：100；抗双链 DNA 抗体（IIF）（－）；抗 ENA 谱（－），抗中性粒细胞胞质抗体（ANCA）（－），抗 MPO 抗体（－）。

10. 血、尿免疫固定电泳

血中、尿中免疫球蛋白为多克隆性，未见单克隆免疫球蛋白区带。

11. 铁代谢

总铁结合力 63.40μmol/L；铁蛋白 12.8ng/ml；血清铁 5.60μmol/L。

12. 病毒抗体

巨细胞病毒抗体 IgG 95.6U/ml，EB 病毒抗体 IgG 65.3U/ml，IgM 均（－）。

13. 肺功能

通气功能正常。肺容量测定正常。V-V 曲线基本正常。经血红蛋白（123g/L）校正后弥散功能（SB）正常。DLCOc 占预计值 98.8%。

14. 肺通气灌注扫描

左肺上叶部分舌段血流灌注减低，通气功能大致正常，不除外肺栓塞可能。心脏增大。

15. 腹部血管 B 超

下腔静脉及肝静脉超声未见明显异常。

16. 门静脉 B 超

门静脉增宽，最大内径 2.0cm，脾静脉增宽，内径 1.9cm，显示管腔内血流充盈良好。

17. 浅表淋巴结 B 超

浅表淋巴结未见明显异常肿大。

18. 腹部 B 超（9 月 28 日）

淤血肝（肝脏增大，肝右叶斜径 18.2cm，肝左静脉内径 1.3cm，实质回声欠均质，未见占位）、门静脉高压（主干内径 1.8cm）、巨脾（脾肋间厚 7.9cm，脾下极达盆腔水平，脾静脉增宽，最大宽度 1.8cm）、腹水（最大深度 5.5cm）。胆囊壁增厚（0.8cm，考虑继发性）、胆囊泥沙样结石不除外（表 17-2）。

19. 肝静脉造影及压力阶差

肝静脉血流通畅。肝静脉压力梯度 6mmHg 增高（下腔静脉 9mmHg，肝静脉压 9mmHg，肝静脉楔压 15mmHg），提示肝性门静脉高压。

20. 外周血涂片

中幼粒细胞占 8%，杆状核粒细胞占 16%，分叶核粒细胞占 48%，淋巴细胞占 10%，单核细胞占 5%，嗜碱细胞易见，占 11%。

表 17-2　肝脾径线变化

	脾长（cm）	脾厚（cm）	肝斜径（cm）	门静脉内径（cm）	脾静脉内径（cm）
正常参考	12	4	—	1.3	1.0
2012 年 9 月 3 日	21.2	6.6	—	1.4	1.0
2012 年 11 月 30 日	19.5	6.0	14.3	1.2	1.0
2013 年 7 月 18 日	20.4	6.0	—	1.6	0.9
2014 年 6 月 9 日	24.2	7.7	18	1.3	1.1
2014 年 7 月 3 日	23.2	6.8	17.7	1.6	1.5
2015 年 5 月 15 日	25.6	9.6	19.4	1.9	1.0
2015 年 12 月 18 日	—	—	—	1.57	2.9
2016 年 1 月 7 日	28.5	9.3	19.4	2.1	1.7
2016 年 7 月 18 日	29.4	8.6	—	2.0	1.6
2016 年 9 月 28 日	—	7.9	18.2	1.8	1.8

21. 骨髓涂片

骨髓增生尚可，M/E=86/1。粒系占 86%，中幼粒、分叶核比例高；红系占 1%，成熟红细胞大小不等；淋巴细胞 13%，全片可见巨核细胞 5 个。

22. 骨髓活检

骨髓结构破坏，间质纤维组织及网状纤维显著增生（网织染色 +++），细胞挤压变形显著。局部骨髓增生活跃，三系可见，粒红比例增高，幼稚粒细胞增多，成熟少（MPO$^+$）；红系相对减少，散在少许造红细胞（CD235$^+$）；巨核细胞增生，呈族状聚集，分叶不良，可见裸巨核（CD16$^+$，CD34$^-$，CD117$^-$）；综上，骨髓巨核系为主的增生，结合临床，考虑为：骨髓增殖性肿瘤伴重度骨髓纤维化（MPN+MF）。

23. 骨髓增殖性相关基因突变检测

JAK2 V617F 阳性，Jak2（EXON12）基因 N542-E543、E543-D544 缺失，Jak2（EXON12）基因 K539L1\L2 突变、MPL（EXON10）W515K\A\L\R1\R2\S 突变、MPL（EXON10）S505N 突变、CALR 基因（EXON9）L367fs*46 突变、CALR 基因（EXON9）k385fs*47 突变均（–）。

【最终诊断】

- 骨髓增殖性肿瘤伴骨髓纤维化。
- 门静脉高压。
- 肺高血压
  - 门静脉高压性肺动脉高压（WHO 分类Ⅰ）。
  - 骨髓增殖性疾病相关肺高压（WHO 分类Ⅴ）。
  - 左心病变性肺高压（WHO 分类Ⅱ）可能。
  - 肺栓塞不除外。
  - 全心扩大。
  - 全心功能不全（心功能 NYHA Ⅳ→Ⅱ 级）。
- 高血压病 2 级（极高危）。

- 轻度脂肪肝。
- 白内障术后。

【诊疗经过】

该患者入院后予呋塞米（先静脉、后口服）、螺内酯利尿，福辛普利控制血压抑制心脏重构，速力菲补铁纠正贫血。血液系统方面，由于患者经济能力有限，血液科就诊后予沙利度胺、激素治疗。

【预后】

患者出院前体重下降5kg，憋气、水肿症状好转。复查UCG（2016年10月19日）：PASP降至45mmHg左右。复查右心导管（10月20日，经住院治疗，患者症状显著改善）示：PAP=34/15/21mmHg，PCWP=6mmHg，PVR=3.49Wood，CI 2.37l/（min·m^2）。

【总结及知识拓展】

1. 患者病情总结

回顾患者病史，患者16年前就出现脾大，实际上MPN、MF已经出现，但一直未得到有效诊治。此病进展较缓慢，并且早期除脾大外，未对患者造成其他影响，之后逐渐发展出现门静脉高压，最后出现肺动脉高压（图17-3）。

2. 肺高血压（Pulmonary hypertension，PH）的定义、诊断与分型

肺高血压是指静息状态下通过右心导管测得平均肺动脉压≥25mmHg[1]。按照2015年ESC指南，根据血流动力学特点，肺高血压可分为毛细血管前型和毛细血管后型，对应着不同的临床类型（表17-3）。明确分型需要依赖于右心导管检查。根据2015年欧洲肺高压指南，肺高血压病因分为五大类：动脉型肺高血压、左心疾病导致的肺高血压、肺疾病/缺氧导致的肺高血压、慢性血栓栓塞性肺高血压及其他肺动脉阻塞性疾病所致肺高血压、机制不明和（或）多因素所致肺高血压（表17-4）。

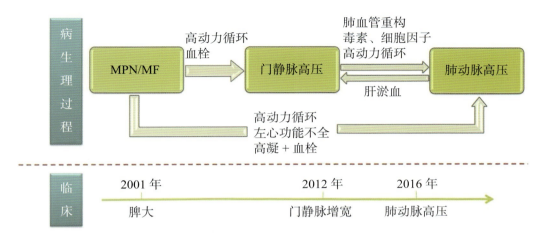

▲ 图 17-3　患者发病过程总结

表 17-3　肺高压（**PH**）的血流动力学定义[2]

定　义	特　征	临床分型
PH	PAPm ≥ 25mmHg	全部种类
毛细血管前 PH	PAPm ≥ 25mmHg PAWP ≤ 15mmHg	1. 动脉型 PH（PAH） 3. 肺部疾病和（或）低氧所致 PH 4. 慢性血栓栓塞性肺动脉高压和（或）其他肺动脉阻塞性 PH 5. 机制不明和（或）多因素所致 pH
毛细血管后 PH	PAPm ≥ 25mmHg PAWP > 15mmHg	
单独的毛细血管后 PH	DPG < 7mmHg 和（或）PVR ≤ 3WU	2. 左心疾病相关 PH 5. 机制不明和（或）多因素所致 PH
同时存在毛细血管前和毛细血管后 PH	DPG ≥ 7mmHg 和（或）PVR > 3WU	

PH. 肺高血压；PAPm. 平均动脉压；PAWP. 肺动脉楔压；DPG. 舒张期压力阶差（舒张期 PAP- 平均 PAWP）；WU. Wood 单位

3. 门静脉高压的血流动力学分型与常见病因

门静脉高压的原因分为肝前性（5%）、肝后性（5%）和肝性（90%）。肝前性指肝外门静脉及脾静脉堵塞所致门静脉高压，如门静脉海绵样变性、门

表 17-4　肺高血压分类

动脉型肺动脉高压
- 特发性肺动脉高压（IPAH）
- 遗传性肺动脉高压（HPAH）
  - BMPR2 突变
  - 其他突变
- 药物和毒物相关肺动脉高压
- 疾病相关的肺动脉高压
  - 结缔组织病
  - HIV 感染
  - 门静脉高压
  - 先天性心脏病
  - 血吸虫病
- 对钙通道阻滞剂长期有效的肺动脉高压
- 具有明显肺静脉 / 肺毛细血管受累（肺静脉闭塞病 / 肺毛细血管瘤病）的肺动脉高压
- 新生儿持续性肺动脉高压（PPHN）

左心疾病相关性肺高血压
- 射血分数保留的心力衰竭
- 射血分数降低的心力衰竭
- 瓣膜性心脏病
- 导致毛细血管后肺动脉高压的先天性 / 获得性心血管病

肺疾病和（或）缺氧导致的肺高血压
- 阻塞性肺疾病
- 限制性肺疾病
- 其他阻塞性和限制性并存的肺疾病
- 非肺部疾病导致的低氧血症
- 肺发育障碍性疾病

慢性血栓栓塞性肺高血压和其他肺动脉阻塞性疾病
- 慢性血栓栓塞性肺动脉高压（CTEPH）
- 其他肺动脉阻塞性疾病
  - 肺动脉肉瘤或血管肉瘤等恶性肿瘤
  - 肺血管炎
  - 先天性肺动脉狭窄
  - 寄生虫（包虫病）

机制不明和（或）多因素所致的肺高血压
- 血液系统疾病（如慢性溶血性贫血、骨髓增殖性疾病）
- 系统性和代谢性疾病（如结节病、戈谢病、糖原贮积症）
- 复杂性先天性心脏病
- 其他（如纤维性纵隔炎）

BMPR2.2 型骨形成蛋白受体

146

静脉血栓、区域性门静脉高压、特发性门静脉高压、先天性肝纤维化等。肝后性指肝静脉或下腔静脉阻塞或心源性疾病导致肝脏血液回流受阻引起的门静脉高压，常见如右心功能不全、布加综合征等。肝性门静脉高压中，90%患者是肝硬化所致。常见肝性门静脉高压中非肝硬化性病因包括结节病、结核、淀粉样变形、骨髓增殖性肿瘤、肝小静脉阻塞病等。表17-5是从肝静脉压力测定的角度判断门静脉高压来源的方法。该患者经测定为肝性门静脉高压，但无肝硬化证据。经后续分析，为骨髓增殖性肿瘤所致肝性门静脉高压。

表 17-5 肝静脉压力测定判断门静脉高压来源

	门静脉压（PVP）	肝静脉楔压（WHVP）	PVP 与 WHVP	肝静脉压 HVP	肝静脉压力梯度 HVPG=WHVP-HVP
肝前性	↑↑	→	PVP > WHVP	→	→
肝内性	↑↑	↑↑	PVP ≈ WHVP	→	↑↑
肝后性	↑↑	↑↑	PVP ≈ WHVP	↑↑	→

4. 门静脉性肺高压的机制

门静脉性肺高压（portopulmonary hypertension，PPHTN）是指与门静脉高压相关的肺动脉高压，且无其他可引起肺动脉高压的原因。门静脉高压引起肺动脉高压的机制包括：内脏血容量超负荷和肠壁充血使内毒素和细胞因子释放入内脏循环，产生高动力循环和高心排血量；肺血流量的增加导致肺循环血管壁的切应力增加，由此引起的肺血管收缩，以及肺动脉内皮细胞和平滑肌细胞增生而导致的肺血管重新塑型使肺血管阻力增加，产生肺动脉高压。在这过程中肺血管的重塑较之血管收缩引起的张力改变可能起了更大的作用[3]。

5. MPN/MF 引起肺动脉高压的机制

MPN、MF 引起门静脉高压、肺动脉高压的机制较为复杂。一方面，MPN+MF 可以通过引起巨脾，导致门静脉高压，最终导致动脉型肺动脉高压。患者的右心导管检查结果也提示肺血管阻力升高，支持这一考虑。据文献总结，这类患者存在以下特点：①巨脾，但无脾亢（白细胞、血小板常升高）；②肝功能基本正常，白蛋白正常；③外周血涂片可见幼稚细胞；④明确诊断依赖于骨穿+骨髓活检，以及脾穿刺活检。此患者与前三项特点匹配。

另一方面，MPN及MF也是通过多因素导致肺高压的一类疾病。文献中提到，MPN、MF引起肺高压的机制除上述通过门静脉高压介导的方式之外，还包括：高动力循环损伤肺血管内皮细胞和引起左心功能不全、血小板增多、高凝血状态、造血细胞浸润肺实质等机制。高动力循环在这类患者的发病中扮演了重要角色，不仅与门静脉高压相关，也与肺动脉高压相关，同时也能解释患者的心室壁增厚和全心扩大，同时也能解释通过有效利尿后肺动脉压力的显著下降。存在肺高压的MPN、MF预后较差。

由于上述复杂的机制，在肺高血压的分型中，将MPN、MF所致肺高血压分为第5型[4, 5]。

（马　为　易铁慈　著，柳志红　审）

参考文献

[1] 中华医学会呼吸病学分会肺栓塞与肺血管病学组，中国医师协会呼吸医师分会肺栓塞与肺血管病工作委员会，全国肺栓塞与肺血管病防治协作组，等. 中国肺动脉高压诊断与治疗指南 (2021 版) [J]. 中华医学杂志 , 2021, 101 (1):11–51.

[2] Gérald Simonneau, David Montani, David S Celermajer, et al. Haemodynamic definitions and updated clinical classification of pulmonary hypertension [J]. European Respiratory Journal, 2019, 53: 1801913.

[3] Cartin-Ceba Rodrigo, Krowka Michael J. Pulmonary complications of portal hypertension [J]. Clinics in Liver Disease, 2019, 23 (4):683–711.

[4] Brabrand M, Hansen KN, Laursen CB, et al. Frequency and etiology of pulmonary hypertension in patients with myeloproliferative neoplasms [J]. Eur J Haematol, 2019, 102 (3):227–234.

[5] Ferrari A, Scandura J, Masciulli A, et al. Prevalence and risk factors for Pulmonary Hypertension associated with chronic Myeloproliferative Neoplasms [J]. Eur J Haematol, 2021, 106 (2):250–259.

起搏装置感染遇上抗生素过敏 **18**

患者，男性，68岁。主因"发作性心慌，伴间断头晕黑矇20d"，动态心电图检查：短暂全心停搏（6.97S），间歇二度窦房传导阻滞，频发心房早搏，短暂阵发性房性心动过速，符合起搏器植入适应证入院。

【既往史】

入院半年前经胸腔镜行心房颤动消融及左心耳切除，术后用药：乙胺碘呋酮、达比加群酯、琥珀酸亚铁。门诊随访：因肌酐升高，换用利伐沙班抗凝，余治疗未变。

【过敏史】

青霉素皮试阳性，服用阿莫西林出现过敏性休克，服用头孢类抗生素出现血管神经性水肿。平素易出现皮疹，自服抗过敏药好转。易发作痛风，不能食用牛羊肉。

【入院查体】

无阳性体征。

【辅助检查】

1.血常规

白细胞 7.29×10^9/L，血红蛋白 147g/L，红细胞 4.27×10^{12}/L，C 反应蛋白（CRP）8.5mg/L，红细胞沉降率（ESR）55mm/h ↑。

2.生化

肝肾功能及甲状腺功能正常。

【治疗经过】

入院第 3 天植入双腔起搏器（Biotronik Estalla DR）。术前及术后各一剂克林霉素预防感染。术后第 2 天程控参数正常出院。

1.术后第一次发热

出院当天返家途中乘车因空调着凉，凌晨发热，体温最高 38.2℃，第 2 天体温 37.5℃左右，夜间体温 38℃左右，无寒战。术后第 5 天以起搏器植入术后发热待查收入院。查体：囊袋未见异常，切口无渗出，给予甲磺酸左氧氟沙星（利复星）抗感染 3d，体温正常，切口拆线愈合好，囊袋无红肿，出院。超声心动图未见电极异常，血培养未见细菌生长，白细胞及中性正常，CRP 46mg/L，降钙素原（PCT）0.1ng/ml。

2.术后第二次发热

术后 2 周，伤口处瘙痒，自行用棉签碘伏反复擦拭，感觉右肩部不适，拔罐，再次发热，体温 38.5℃，发现囊袋皮肤发红（图 18-1），再次以起搏器术后囊袋感染入院。入院查体：囊袋皮肤红、皮温升高，无肿胀无触痛，切口下缘可见表皮掀起。入院后经验用药：万古霉素 1g，每天 2 次。入院当天抽血培养，3d 后结果：金黄色葡萄球菌，敏感药物包括万古霉素、莫西沙星（拜复乐）等。血化验：白细胞 6.09×10^9/L，中性粒细胞百分比 79%，CRP 72mg/L，PCT 0.56ng/ml。第 2 天体温正常。

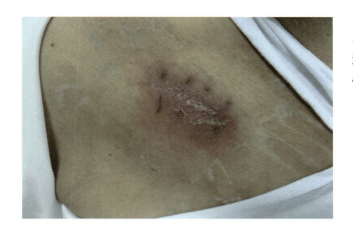

◀ 图 18-1 患者第二次住院时，囊袋表现为皮肤表面红肿，有轻度破溃

根据药敏结果，使用万古霉素继续抗感染，体温正常。血化验：CRP 10.9mg/L，PCT 0.13ng/ml，抗感染有效，继续万古霉素抗感染治疗。抗感染 10d，经食管心脏超声显示，心房电极见两长条形赘生物（图 18-2），长度 13mm 及 9mm，根据患者临床表现及血培养结果，诊断感染性心内膜炎，符合移除装置指征。术中：右颈内入路植入临时起搏器，囊袋内未见脓液及渗出液，未见坏死组织，移除电极过程患者无寒战及体温骤然升高。心房心室电极送培养，囊袋组织送培养。双电极培养结果为金黄色葡萄球菌。

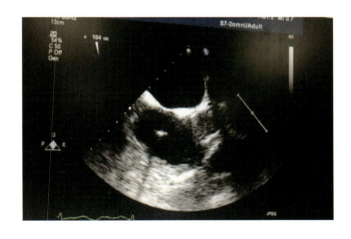

◀ 图 18-2 经食道超声
可见心房电极赘生物

3. 术后第三次发热

移除装置第 3 天起体温在正常和 37.5℃之间波动，根据感染科医生会诊建议加用磷霉素。移除装置术后第 5 天，再次体温升高 38～39℃，服用布洛

芬（美林）退热至 37.5℃左右，查体可见右颈部少许红斑（因有辅料粘贴），腹股沟区及下腹躯干有散在皮疹，考虑药物过敏可能，加用氯雷他定。患者于当日傍晚体温 39℃，退热药无效，皮疹逐渐增多至周身（图 18-3），给予甲泼尼龙 100mg，丙种球蛋白 10g 对症治疗。感染科会诊，诊断：药物过敏，重度超敏反应，甲泼尼龙 160mg/d。给予激素后体温正常，递减甲泼尼龙至皮疹消退停用，口服泼尼松。血化验：CRP 4mg/L，PCT 0.11ng/ml。根据患者血常规及感染指标均正常，感染已控制，因处于过敏期不加抗生素。停用抗生素后数次血培养未见细菌生长，移除电极后 3 次经胸超声心内膜光滑，肺 CT 与 4 月份肺 CT 无变化，无神经系统症状及体征。

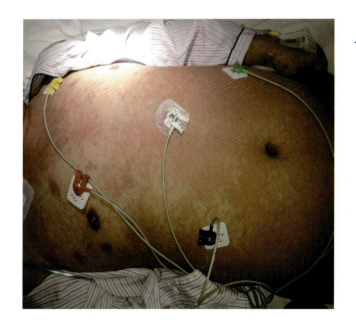

◀ 图 18-3　万古霉素导致的皮疹

【总结及知识拓展】

本病例植入起搏器后第一次因着凉后表现发热，此时 CRP 增高，表明有感染迹象，应足量足程使用抗生素。我们仅给予 3d，体温正常出院。第二次发热后表现出囊袋红肿，已表明囊袋感染，血培养结果为金黄色葡萄球菌，食管超声检查心房电极赘生物，诊断起搏器植入后囊袋感染导致感染性心内膜炎，符合移除整个装置适应证。血培养及电极部分培养金黄色葡萄球菌，药敏试验万古霉素有效。在万古霉素抗菌治疗次日患者体温恢复正常，说明抗菌治疗有效。起搏装置（CIED）感染可分为囊袋感染（红，肿，热，张力，波动性，伤口裂开，侵蚀，脓性渗出），感染性心内膜炎（超声心动图所见电极或瓣膜赘生物，或符合 Duke 心内膜炎诊断标准），以及细菌感染（囊袋组织通常无局部炎性反应，无其他感染途径，电极或血培养阳性，移除装置后好转）。也可以分为原发感染［指装置和（或）囊袋感染，与植入过程相关］和继发感染（电极、装置和囊袋被细菌种植，如血透径路或牙周脓肿感染）[1-3]。感染的危险因素除了患者本身因素，如糖尿病、肾功不全血透治疗、慢性阻塞性肺疾病、激素或免疫抑制应用、恶性肿瘤、心力衰竭、抗凝血药应用、皮肤疾病、术前发热、既往 CIED 感染史；也包括操作相关危险因素，如未预防抗生素治疗、更换或调整电极、升级、囊袋重置、血肿、临时起搏及手术时间长等；另外腹部囊袋、ICD、多根电极也是装置感染相关危险因素。CIED 感染需移除装置 I 类指征包括感染性心内膜炎或脓毒血症、CIED 囊袋脓肿形成、装置侵蚀、皮肤粘连、慢性窦道形成、隐源性葡萄球菌菌血症。当 ICED 感染时抗生素选择应根据药敏结果，抗生素应用时程根据不同临床表现，当囊袋感染移除 CIED 时抗生素治疗时间 10～14d；因血行感染移除 ICED，抗生素治疗至少 14d；若合并感染心内膜炎、脓毒性血栓炎、骨髓炎、移除装置后仍有血行感染，抗生素治疗至少 4～6 周。

红人综合征（红颈综合征，red man syndrome，RMS），是服用（或外用）某些药物后所出现的不良反应。早在 1959 年 Rothenberg 就报道过 RMS，当时称为类过敏反应。红人综合征多发生于万古霉素滴注过程中，与输注万古霉素的剂量及速度有关，此反应以脸、颈、躯干上部斑丘疹样红斑为特征。此反应可发生在输注过程中的任何时刻，一般停止输注后几小时即可停止或恢复。该患者在万古霉素抗菌治疗 2 周后，炎症指标 CRP、PCT 已正常时再次高热，且退热效果不佳，周身皮疹进行性加重，诊断万古霉素的重度变态反应。针对病症可给予皮质类固醇及抗组胺药逐渐好转。

起搏器感染伴随着整个起搏器的生命周期。随着起搏器植入数量增加，起搏器感染发生率也在增加。感染预防贯穿整个治疗过程，纠正可控的感染风险，严格的无菌操作都是降低感染风险的必要条件。当发生感染时，区分感染的性质给予相应积极治疗。

（侯翠红　著，商丽华　审）

参 考 文 献

[1] Nishii N, Morimoto Y, Miyoshi A, et al. Prognosis after lead extraction in patients with cardiac implantable electronic devices infection:Comparison of lead- related infective endocarditis with pocket infection in a Japanese single- center experience [J]. J Arrhythmia, 2019, 35:654–663.

[2] Kusumoto FM, Schoenfeld MH, Wilkoff BL, et al. 2017 HRS expert consensus statement on cardiovascular implantable electronic device lead management and extraction [J]. Heart Rhythm, 2017, 14(12): e503–e551.

[3] European Heart Rhythm Association (EHRA) international consensus document on how to prevent, diagnose, and treat cardiac implantable electronic device infections—endorsed by the Heart Rhythm Society(HRS), the Asia Pacific Heart Rhythm Society (APHRS), the Latin American Heart Rhythm Society(LAHRS), International Society for Cardiovascular Infectious Diseases(ISCVID)and the European Society of Clinical Microbiology and Infectious Diseases(ESCMID)in collaboration with the European Association for Cardio-Thoracic Surgery(EACTS) [J]. Europace, 2020 (22): 515–516.

肥厚型心肌病合并 19
心尖部室壁瘤

患者，女性，43岁，主因"间断胸闷、气促4年"入院。患者于4年前因剧烈活动后出现胸闷、气促，伴心悸，正常活动时无不适，于当地医院行超声心动图检查提示"肥厚型梗阻性心肌病、左心室心尖部室壁瘤"，未予特殊处理，建议定期复查。

【既往史】

适龄结婚，经行剖宫产手术育有1子。否认高血压、糖尿病病史，曾行大隐静脉剥脱术，无外伤、输血史，无药物过敏史。

【入院查体】

血压100/66mmHg，未见颈动脉异常搏动及颈静脉怒张，两肺呼吸音清，未闻及干、湿啰音，心率76次/分，心律齐，心音有力，胸骨左缘3～4肋间可闻及3/6级收缩期杂音。腹平软，无压痛及反跳痛，肝脾肋下未及，双肾区无叩击痛，双下肢无水肿。

【辅助检查】

1.心电图

V_1～V_4导联T波双向，V_5、V_6导联T波倒置，Ⅲ、aVF导联可见Q波（图19-1）。

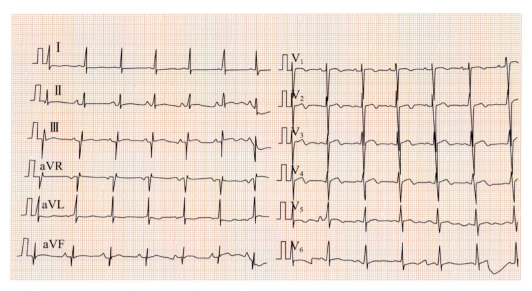

▲ 图 19-1 入院心电图示 $V_1 \sim V_4$ 导联 T 波双向，V_5、V_6 导联 T 波倒置，Ⅲ、aVF 导联可见 Q 波

2. 胸部 X 线正、侧位片

心胸比正常（图 19-2）。

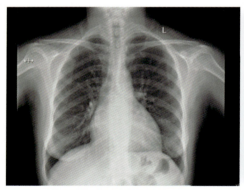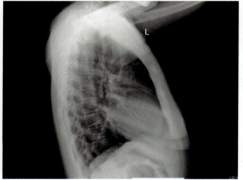

▲ 图 19-2 胸部 X 线正、侧位片示心胸比正常

3. 超声心动图

左心房内径于正常高限，余房室径大小、形态正常，室间隔 18mm，后壁 10mm，未见 SAM 现象，左心室后壁厚度正常，房间隔、室间隔连续性完整，左心室收缩功能正常，舒张功能正常，静息状态下左心室流出道血流速度 3.3m/s，压差 42mmHg；左心室心尖部向外膨出，膨出部位明显变薄，呈瘤

样改变，无收缩运动，瘤腔大小约 37mm×40mm，瘤体与左心室腔连接部宽约 9.6mm，可见双向血流，血流速度约 2.7m/s，压差约 29mmHg（图 19-3）。

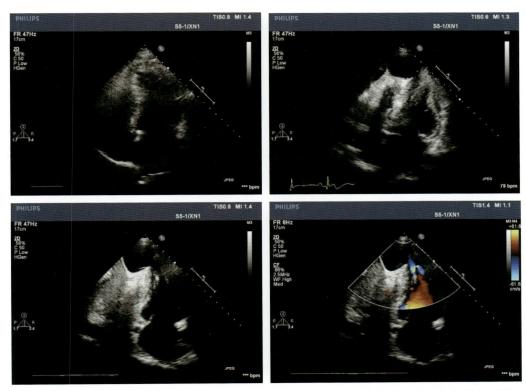

▲ **图 19-3**　超声心动图检查结果：室间隔 18mm，未见 SAM 征，左心室心尖部向外膨出，膨出部位瘤样改变，瘤体与心腔连接部宽 **9.6mm**，可见双向血流

4. 左心室声学造影检查

可见声学对比剂充填心尖部室壁瘤瘤腔，形成涡流，心包腔内未见声学对比剂充填（图 19-4）。

5. 冠状动脉造影检查

冠状动脉主干及各分支未见粥样硬化及狭窄，远端血流 TIMI3 级，左心室造影可见对比剂经左心室心尖部细小瘤口进入室壁瘤，缓慢充盈，未见对比剂外溢（图 19-5）。

6. 心脏磁共振检查（CMR）

左心室横径 50mm，室间隔大部及毗邻下壁、前壁近段增厚（室间隔中

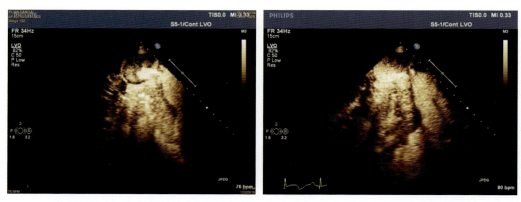

▲ 图 19-4　左心室声学造影检查结果：对比剂充填心尖室壁瘤瘤腔，形成涡流

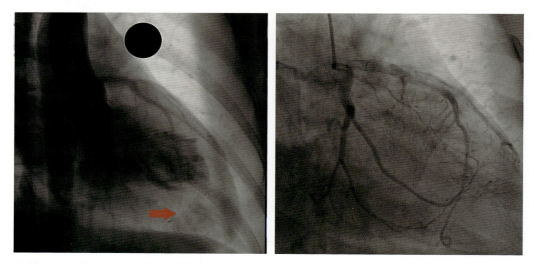

▲ 图 19-5　冠状动脉造影检查结果：冠状动脉未见狭窄，左心室造影可见对比剂经左心室细小瘤口进入室壁瘤，缓慢充盈，未见对比剂外溢

段约 30mm），心尖部向外呈明显囊性膨凸（径线约 40mm×38mm×40mm），囊壁菲薄，无收缩运动，与主腔间有粗大肌束状结构分隔，仅见狭窄缝隙状连通，收缩期近闭塞，侧壁近中段厚度大致正常，前后乳头肌较粗大。左心室流出道见收缩期梗阻，左心室心尖部呈矛盾运动。心肌灌注延迟扫描示室间隔近中段及毗邻左心室前壁、下壁见壁内斑片状强化，心尖囊状膨凸部室壁基本呈透壁强化。印象：室间隔梗阻性肥厚型心肌病，伴左心室心尖部室壁瘤形成（图 19-6）。

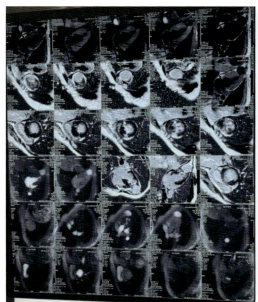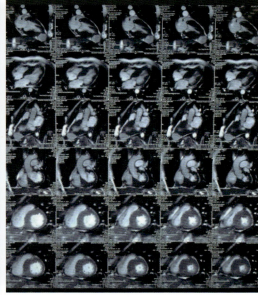

▲ 图 19-6　心脏磁共振检查结果：室间隔肥厚型梗阻性心肌病伴心尖室壁瘤形成，室间隔大部及毗邻下壁、前壁近端增厚约 30mm，心尖部向外呈明显囊性膨凸

【入院诊断】

- 肥厚型梗阻性心肌病
  - 左心室心尖部室壁瘤形成。

【诊疗经过】

经与患者及其家属充分沟通，比较手术治疗及药物治疗的优劣并阐明受益与风险，征得患者家属同意，签署知情同意书后，行外科手术切除心尖部室壁瘤。

1. 手术经过

心外探查可见心脏增大，左心室心尖部表面瘤样膨出，大小约 40mm×40mm（图 19-7）。剪除室壁瘤处心肌组织，2-0 PROLENE 线带毡条连续缝合封闭室壁瘤残端。复温，开放主动脉，心脏自行复跳为窦性心律，左心室塑形满意。辅助循环 20s，心率血压平稳，停止体外循环，拔除腔房插管、冷灌管，鱼精蛋白中和肝素，无不良反应。术中出血约 100ml。

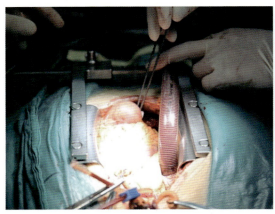
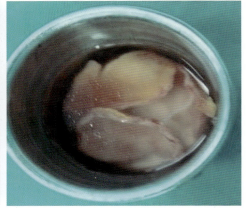

▲ 图 19-7　左心室心尖部表面瘤样膨出，剪除室壁瘤处心肌组织

2. 术后病理

送检灰白灰黄囊壁样组织 2 块，大小：7cm×3cm×1.5cm。影像：（左心室心尖部）心肌及纤维囊壁样组织（图 19-8）。

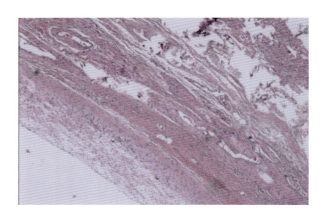

◀ 图 19-8　术后病理检查结果：心肌及纤维囊壁样组织

【总结及知识拓展】

1. 肥厚型心肌病（HCM）亚型的认识

HCM 是一种以心室肌肥厚为特征的遗传异质性疾病，有多样的表型特征和自然病史。2008 年 Circulation[1] 上被报道为一种尚未被完全认识的 HCM 亚型：HCM 合并左心室心尖部室壁瘤，并将其定义为通过影像学技术（超声心动图、心脏磁共振成像、心室造影），证实在心肌室间隔或游离壁肥

厚的基础上，瘤腔室壁明显变薄，呈现收缩期反向运动或无运动，与左心室腔有较宽的交通。研究入选了 1299 例 HCM 患者，经过超声心动图和 CMR 检查，28 例（2%）被确诊心尖部室壁瘤，年龄 26—83 岁，12 例（43%）确诊时年龄 ≤ 50 岁。室壁瘤的宽度为 10～66mm，CMR 示透壁性瘢痕。19 例（68%）呈"沙漏"形，其中 9 例伴有心室中部肥厚产生肌性狭窄，导致心腔内出现压力阶差 [（74±42）mmHg]。

随着对 HCM 亚组分型的不断认识，进一步将 HCM 亚组分型。①心尖肥厚亚型（APH）：心肌肥厚主要影响左心室心尖部，心尖部室壁厚度 ≥ 15mm，成铲状左心室及深倒 T 波。②心室中部梗阻亚型（MVO）：相对少见类型，以心室中部的压力阶差为特征，压差 ≥ 30mmHg，与二尖瓣收缩期前移无关，而是由肥厚的室间隔和收缩期增厚的左心室游离壁造成。③心尖部室壁瘤（APA）亚型：为罕见类型，心尖部瘤腔远端节段为薄壁且收缩运动障碍或无收缩节段，与左心室腔有较宽交通，可单独存在或与 MVO 并存 [2, 3]。

Minami [3] 等研究了 544 例 HCM，平均随访（11.6±7.4）年，170 例 APH（31.3%），51 例 MVO（9.4%），24 例 APA（4.4%）。APH、MVO、APA 三个亚型之间也有交叠。下图所示 208 例 HCM 患者 APH 和（或）MVO 和（或）APA，APH 和 MVO 交叉 17 例（D 和 E），APH 和 APA 交叉 14 例（A 和 D），MVO 和 APA 交叉 14 例（D 和 G），子集 D 中 8 例为 APH、MVO 和 APA 三者共同的交叠（图 19-9）。

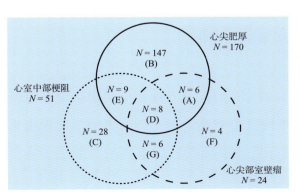

◀ **图 19-9** **APH、MVO 和 APA 三个亚型之间的交叠**

引自参考文献 [3]

2. APA 基因检测及家族史

Maron[1] 等检出的 28 例 APA 患者中，14 例（50%）有 HCM 家族史和（或）发现 HCM 相关的肌原纤维突变。

3. 临床预后

APH 症状轻微，呈现良性过程。MVO 和（或）APA 型临床病程恶化，其中 APA 临床预后差，患者可出现猝死、栓塞性卒中、进行性心力衰竭。Maron[1] 等观察了 28 例 APA 患者，发生不良事件 12 例（42.8%），猝死 2 例、心搏骤停幸存者 2 例，植入性除颤器（ICD）放电 3 例，进行性心力衰竭 5 例，推测该组病例的恶性室性心律失常的发生率约 25%，远远高于常见类型的 HCM 猝死率（5%）。Minami[3] 等研究 208 例 HCM 中发现 20 例 APH 和（或）MVO 和（或）APA 患者，在随访的（11.6±7.4）年中出现猝死和致命性心律失常复合终点事件，其中 6 例猝死，10 例成功复苏，4 例植入 ICD。

李华等[4] 报道了 1194 例中国人 HCM 患者，其中 23 例（1.94%）合并 APA（男 19 例，女 4 例）。左心导管检查证实其中 21 例存在 MVO，其中 7 例同时合并左心室流出道梗阻。另外 2 例患者为 APH。患者左心室室壁最大厚度为（21.8±6.3）mm。在平均随访（2.7±1.3）年中，5 例患者发生心血管不良事件，其中 2 例患者充血性心力衰竭加重，3 例患者发生室性心动过速。

4. APA 治疗

β 受体阻滞剂、钙通道阻滞剂或两者均使用。发生栓塞性卒中应用华法林抗凝。ICD 可作为二级预防或一级预防。

5. APA 相关病例报道

HCM 的此亚组分型中 APH、MVO 和 APA 三个亚组中可出现交叠，特别是 APA 亚型，患者心血管不良事件发生率高，对此类患者的早期识别更为重要，早期准确诊断对指导临床治疗至关重要。以下列举几例相关病例报道。

　　病例 1　男性，54 岁，HCM 合并 MVO 和 APA，间断心悸，反复持续性单一型室性心动过速（图 19-10A），并有与室性心动过速相关的晕厥发作，静脉注射乙胺碘呋酮可以转复为窦性心律。冠状动脉造影术提示前降支中段心肌桥，超声心动图示左室腔呈"沙漏"状（图 19-10B），静息状态下左室腔中部的压力阶差为 60mmHg，心尖部室壁瘤腔内可见血栓（图 19-10C），经外科手术切除肥厚的心肌及室壁瘤后随访 18 个月，病情稳定，无心律失常再发作。病理证实心尖部室壁瘤和相邻部位的血管壁可见纤维化[5]。

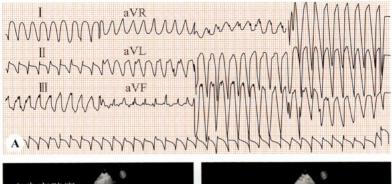

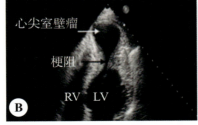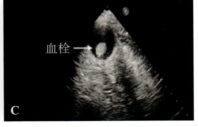

▲ 图 19-10　**A.** 患者心电图示反复持续性单一型室性心动过速；**B.** 超声心动图示左心室腔呈"沙漏"状，左心室腔呈"沙漏"状；**C.** 心尖部室壁瘤腔内可见血栓

RV. 左心室；LV. 左心室

　　病例 2　男性，69 岁，主因"心悸伴眩晕半小时"就诊于急诊科。既往：因血脂异常服用阿托伐他汀治疗。心电图提示持续性室性心动过速（图 19-11A），电复律后转复为窦性心律，超声心动图提示 HCM 合并 MVO 和 APA（图 19-11B），左心室中部梗阻，血流速度达 4m/s，冠状动脉造影显示冠状动脉正常，左心室造影中部梗阻（图 19-11C），猪尾导管测量压差达 160～280mmHg。给予植入 ICD 治疗[6]。

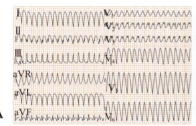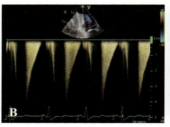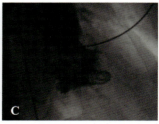

▲ 图 19–11　**A.** 患者心电图示持续性室性心动过速；**B.** 超声心动图提示 HCM 合并 MVO 和 APA；**C.** 冠状动脉造影显示冠状动脉正常，左心室造影中部梗阻

　　病例 3　男性，36 岁，主因"下颚及胸部疼痛"入院。既往史：有 APA，预防性置入 ICD，因踏车实验出现晕厥曾触发除颤。既往及入院后均无心房颤动。心电图示多导联 T 波深倒，以侧壁为著。肌钙蛋白 I（cTnI）：入院 0.69ng/ml，峰值 0.84ng/ml。冠状动脉造影及 CTA：排除梗阻性动脉粥样硬化和斑块破裂（图 19–12）。右冠状动脉远端抽吸出血栓。结论：APA 血栓罕见，需长期预防性抗凝[7]。

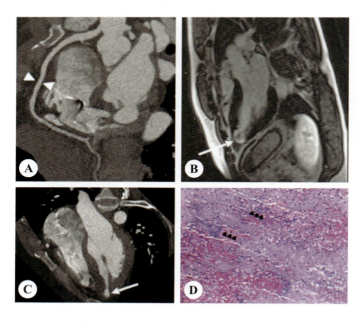

◀ 图 19–12　**A.** 冠状动脉 CTA 显示右冠状动脉正常，无动脉粥样硬化；**B. CMR** 示心脏两腔长轴可见心室壁变薄，心尖部室壁瘤及周围心肌呈透壁性延迟强化（与心肌纤维化相符）；**C. CT** 示左心室心尖部室壁瘤，其内无血栓；**D.** 右冠状动脉内抽吸血栓的病理显示红细胞、血小板和纤维蛋白

6. 小结

　　(1) 认识 HCM 合并 APA：为 HCM 的一种亚型，可合并 MVO、APH，临床表现多样化，同时需与心尖球囊综合征等鉴别诊断。

（2）及时发现 HCM 合并 APA：超声心动图及 CMR 作为无创检查可发现 APA，但不应局限于标准切面，需多切面、多角度观察左心室心腔及心尖部，必要时结合超声声学造影检查。

（3）加强干预：对于左心室心尖部中及大室壁瘤患者可根据实际情况采用药物治疗，ICD 植入，加强心力衰竭管理，必要时行外科手术治疗。

（吴晓霞　马东星　王立新　著，马文英　审）

参考文献

[1] Maron MS, Finley JJ, Bos JM, et al. Prevalence, clinical significance, and natural history of left ventricular apical aneurysms in hypertrophic cardiomyopathy [J]. Circulation, 2008, 118 (15):1541–1549.

[2] Minami Y, Kajimoto K, Terajima Y, et al. Clinical implications of midventricular obstruction in patients with hypertrophic cardiomyopathy [J]. J Am Coll Cardiol, 2011, 57 (23):2346–2355.

[3] Minami Y, Haruki S, Hagiwara N. Phenotypic overlap in hypertrophic cardiomyopathy: apical hypertrophy, midventricular obstruction, and apical aneurysm [J]. J Cardiol, 2014, 64 (6):463–469.

[4] 李华，闫朝武，徐仲英，等. 肥厚型心肌病合并左心室心尖部室壁瘤患者的临床特征 [J]. 中国循环杂志, 2016, 31 (7):679–682.

[5] Gao XJ, Kang LM, Zhang J, et al. Mid-ventricular obstructive hypertrophic cardiomyopathy with apical aneurysm and sustained ventricular tachycardia:a case report and literature review [J]. Chin Med J, 2011, 124 (11):1754–1757.

[6] Petrou E, Kyrzopoulos S, Sbarouni E, et al. Mid-ventricular hypertrophic obstructive cardiomyopathy complicated by an apical aneurysm, presenting as ventricular tachycardia [J]. J Cardiovasc Ultrasound, 2014, 22 (3):158–159.

[7] Kalra A, Maron MS, Rowin EJ, et al. Coronary embolization in hypertrophic cardiomyopathy with left ventricular apical aneurysm [J]. Am J Cardiol, 2015, 115 (9):1318–1319.

20 心悸背后的真相

患者，女性，37岁，主因"间断心悸1月余"于2017年3月10日—21日于笔者所在科室治疗。1月前无诱因突然出现心悸，伴胸闷、头晕、大汗，无黑矇、意识丧失，至当地医院急诊心电图提示"室性心动过速"，予电复律。复律后未予药物治疗，建议尽快门诊就诊。10d前无诱因再发心悸，伴胸闷、头晕、恶心呕吐、大汗，无黑矇、意识丧失，至当地医院急诊心电图提示"室性心动过速"，予电复律。于当地医院住院期间，因热水刺激后再发上述症状，心电监护提示"室性心动过速"，共发作7次，均电复律转复，发作时均无黑矇、意识丧失。外院住院期间口服琥珀酸美托洛尔缓释片47.5mg，每天1次；依那普利2.5mg，每天3次。患者日常活动量不受限制。

【既往史】

自诉7年前体检超声发现"右心增大"。无烟酒不良嗜好。其有一弟21岁猝死（19岁时因三尖瓣关闭不全于阜外医院行手术治疗）。

【入院查体】

体温36℃，脉搏58次/分，呼吸18次/分，血压96/61mmHg。神清，平卧位，颈静脉无充盈及怒张，肝-颈静脉回流征（-）。双肺呼吸音清，未闻及胸膜摩擦音。心率58次/分，心界向左下扩大，心音正常，律不齐，可及早搏；三尖瓣听诊区可闻及3/6级吹风样收缩期杂音，未闻及心包摩擦音。腹软，肝脾未触及，双下肢无水肿。

【辅助检查】

1. 血气分析

pH 7.407，PCO_2 40.3mmHg，PO_2 95mmHg，SO_2 96.1%，碱剩余（BE）0.6mmol/L。

2. 生化

大致正常；脑利尿钠肽（BNP）435pg/ml；凝血：PT 13s，D- 二聚体 240ng/ml，纤维蛋白原降解产物（FDP）2.55μg/ml。

3. 心电图

(1) 外院发作心电图：室性心动过速（图 20-1）。

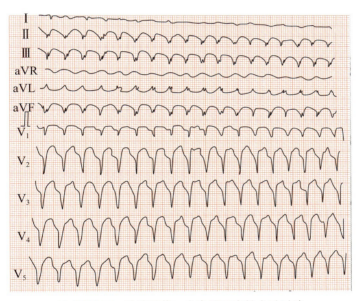

▲ 图 20-1 外院发作，心电图示室性心动过速

(2) 入院心电图：窦性心律，QRS 终末激动时间延长（图 20-2）。

4. 超声心动图

右心室显著扩大，右心房增大，右心室心尖部囊实性圆形回声（考虑附壁血栓并液化），右心室壁运动普遍减低，三尖瓣反流（重度），右心功能减低。

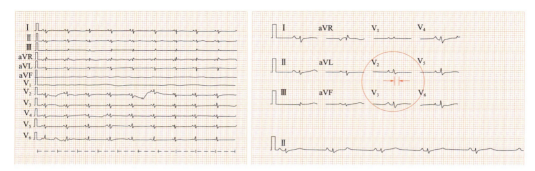

▲ 图 20-2　入院心电图示窦性心律，**QRS** 终末激动时间延长

5. X 线片

心影扩大（图 20-3）。

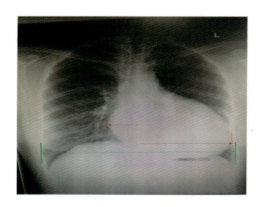

◀ 图 20-3　**X** 线片示心影扩大

6. 心脏磁共振成像（CMR）

右心房、室增大，三尖瓣反流，右心室流出道增宽，左、右心室壁变薄，双室运动减低，左心室心尖部侧壁透壁性，前壁、右心室游离壁、下壁心肌纤维化。右心室心尖部血栓可能性大，右心功能不全，心包积液（图 20-4）。

7. 基因检测

存在 2q32（ARVC 基因）。

【入院诊断】

· 致心律失常性右心室心肌病。

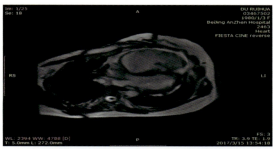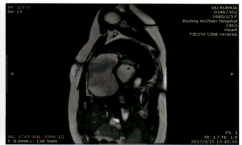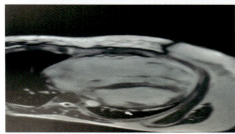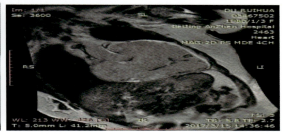

▲ 图 20-4　心脏磁共振结果：心房和心室增大，双心室壁变薄，运动减低。右心室心尖部血栓可能性大

- 阵发性室性心动过速。
- 右心扩大。
- 三尖瓣关闭不全（重度）。
- 心功能 Ⅰ 级（NYHA 分级）

【诊疗经过】

入院后给予华法林抗凝治疗，乙胺碘呋酮控制心律失常等对症支持治疗。建议患者行射频消融治疗，患者拒绝，症状好转后出院。

【预后】

出院后随诊，患者未再发作室性心动过速，复查超声心动图未见明显附壁血栓。

【总结及知识拓展】

致心律失常性右心室心肌病诊断标准[1]（表 20-1）。

表 20-1　致心律失常性右心室心肌病诊断标准项目

	主要条件	次要条件
右心室或节段性结构和功能异常	1. 二维超声 (1) 右心室节段性运动不良、运动障碍或室壁瘤 (2) 符合以下任何一项（舒张末期） ① 胸骨旁长轴右心室流出道（PLAX RVOT）≥32mm（经体表面积校正 PLAX/BSA ≥19mm/m²） ② 胸骨旁短轴右心室流出道（PSAX RVOT）≥36mm（经体表面积校正 PSAX//BSA ≥21mm/m²） ③ 分次面积改变≤33% 2. 磁共振 (1) 右心室节段性运动不良或运动障碍或右心室收缩不协调 (2) 符合以下任何一项（舒张末期） ① 右心室舒张末容积/体表面积（RVEDV/BSA）：男性≥110ml/m²，女性≥100ml/m² ② 右心室射血分数≤40% 3. 右心室造影：左心室节段性运动不良、运动障碍或室壁瘤	1. 二维超声 (1) 右心室节段性运动不良或运动障碍 (2) 符合以下任何一项（舒张末期） ① 胸骨旁长轴右心室流出道（PLAX RVOT）≥29mm 但＜32mm（经皮体表面积校正 PLAX/BSA ≥16mm/m² 但＜19mm/m²） ② 胸骨旁短轴右心室流出道（PSAX RVOT）≥32mm 但＜36mm（经体表面积校正 PSAX/BSA ≥18mm/m² 但＜21mm/m²） ③ 分次面积改变＞33% 但≤40% 2. 磁共振 (1) 右心室节段性运动不良或运动障碍或右心室收缩不协调 (2) 符合以下任何一项（舒张末期） ① 右心室舒张末容积/体表面积（RVEDV/BSA）：男性≥100ml/m² 但＜110ml/m²，女性≥90ml/m² 但＜100ml/m² ② 右心室射血分数≤40% 3. 右心室造影：右心室节段性运动不良、运动障碍或室壁瘤
心室壁组织学特征	形态学分析残余心肌＜60%（估计＜50%），≥1块右心室游离壁活检心肌组织纤维替代，伴或不伴心内膜心肌活检脂肪替代	形态学分析残余心肌 60%～75%（估计 50%～65%），≥1块右心室游离壁活检心肌组织纤维替代，伴或不伴心内膜心肌活检脂肪替代
复极异常	右胸导联（V₁、V₂ 和 V₃）T 波倒置或异常（14 岁以上，不存在完全右束支传导阻滞 QRS ≥120ms）	14 岁以上 V₁ 和 V₂ 导联 T 波倒置（不存在完全右束支传导阻滞），或 V₄、V₅ 及 V₆ 导联 T 波倒置 14 岁以上，存在完全右束支传导阻滞，V₁、V₂、V₃ 和 V₄ 导联 T 波倒置
除极/传导异常	Epsilon 波（重复出现的 QRS 与 T 波起始之间的低振幅信号）	不存在 QRS 时限≥110ms 的情况下，信号平均心电图至少 1/3 参数显示出晚电位 滤波后的 QRS 时限（fQRS）≥114ms QRS 终末＜40μV（低振幅信号时限）≥38ms 终末 40ms 的标准差电压≤20μV QRS 的终末激动时间≥55ms（在 V₁、V₂、V₃ 导联，不存在完全性右束支传导阻滞的情况下，从 S 波的最低点到 QRS 终末，包括 R′ 波，无完全性右束支传导阻滞）

1. 明确诊断：2 项主要条件，或 1 项主要条件加 2 项次要条件，或 4 项次要条件

2. 临界诊断：1 项主要条件和 1 项次要条件，或 3 项次要条件

3. 可疑诊断：1 项主要条件，或 2 项次要条件

本患者为中年女性，因反复发作室性心动过速收入院。入院后完善相关检查提示患者符合 ARVC 的 2 个主要诊断标准，包括右心室或节段性结构和功能异常，家族史，有 ARVC/D 致病基因的有意义突变，以及 2 个次要标准，包括 QRS 的终末激动时间 ≥ 55ms（无完全性右束支传导阻滞），家族史：可疑 ARVC/D 引起的早发猝死家族史（< 35 岁）。故患者 ARVC 诊断明确。

临床上治疗 ARVC/D 患者最重要的目标包括四个方面[2]：①降低死亡率，包括心律失常性 SCD 或心力衰竭导致的死亡；②阻止右心室、左心室或双心室功能障碍和心力衰竭的进展；③通过减少和消除心悸、室性心动过速再发或 ICD 放电（适当的或不适当的）改善症状，提高生活质量。④改善心力衰竭症状，增加功能储备。治疗方法包括生活方式的改变、药物治疗、导管消融、ICD 和心脏移植。

目前大部分 ARVC/D 患者的治疗是以药物治疗为主，目前的药物治疗包括应用抗心律失常药（ADD）、β 受体阻滞剂及治疗心力衰竭的药物。AAD 的治疗指征和药物选择是基于从其他疾病、个人经验、共识和个人决策推测的经验。尽管乙胺碘呋酮（简称胺碘酮）预防 SCD 的作用还未证实，现有数据表明，单用胺碘酮［负荷剂 400～600mg/（kg·d）用药 3 周，然后维持剂量 200～400mg/d］或合并 β 受体阻滞剂，是治疗症状性室性心律失常最有效的方法，致心律失常风险相对较低，甚至包括心室功能障碍患者。

目前的治疗和预防措施只是姑息疗法，而不是根治性治疗。ARVC/D 最终确切的治疗方法将依据疾病病因和发病分子机制的发现。

（陈立颖　张　宁　著，吴　元　审）

参考文献

[1] Marcus FI, McKenna WJ, et al. Diagnosis of arrhythmogenic right ventricular cardiomyopathy/dysplasiaproposed modification of the task force criteria. European heart journal, 2010, 31 (7):806–814.

[2] Corrado D, Wichter T, Link MS, et al. Treatment of arrhythmogenicright ventricular cardiomyopathy/dysplasia:an international task forceconsensus statement. Eur Heart J, 2015, PMID:26216920.

患者，女性，27 岁，主因"呼吸困难伴双下肢水肿 6 周（剖宫产术后 4 周），加重 3 周"于 2018 年 1 月 6 日入院。患者入院前 6 周（双胎妊娠 32 周）于室内活动 10～20min 即出现呼吸困难，夜间无法平卧，伴干咳、乏力、双下肢可凹性水肿，自觉尿量减少。症状进行性加重，入院前 4 周（双胎妊娠 34 周）就诊于当地医院，测血压 134/110mmHg，尿常规示尿蛋白 +++，诊断为"重度子痫前期"。测 N 端脑利尿钠肽前体（NT-proBNP）9840ng/L。超声心动图示左心房前后径（LA）45mm，左心室舒张末期内径（LVEDD）64mm，二尖瓣轻中度反流，三尖瓣轻中度反流，肺动脉收缩压（PASP）38mmHg，左心室射血分数（LVEF）60%。住院行剖宫产术，手术顺利，术后患者自觉呼吸困难减轻。剖宫产术后 1 周复查超声心动图示二尖瓣前叶脱垂（不除外小腱索断裂），二尖瓣重度关闭不全，LVEDD 61mm，LA 53mm，PASP 71mmHg，LVEF 64%，未予特殊治疗。此次入院前 3 周患者呼吸困难逐渐加重，夜间不能平卧，双下肢水肿加重扩展至会阴部，伴食欲缺乏、乏力。入院前 1d（剖宫产术后 4 周）再次就诊于当地医院，查 NT-proBNP 14 145ng/L，予呋塞米利尿治疗后呼吸困难无缓解，为进一步诊治转至笔者所在医院。自患病以来患者精神状态差，食欲差，睡眠差，大小便正常。患者孕前活动耐量正常，5 年前因"右侧气胸"行胸腔镜手术，2 年前因"宫外孕"行左侧输卵管切除术，1 年前因"肾囊肿"行右肾切除术。否认冠心病、高血压、风湿性心脏病等心脏基础疾病，否认近期发热史，否认外伤、输血史，否认食物药物过敏史。个人史、月经婚育史无特殊。否认家族性遗传病史。

【入院查体】

体温 36.8℃，脉搏 117 次 / 分，呼吸 34 次 / 分，血压 129/59mmHg。急性面容，端坐体位。颈静脉无充盈、怒张，双下肺呼吸音低，可闻及湿啰音，未闻及胸膜摩擦音。胸骨左缘第 5 肋间锁骨中线外侧 1cm 可见心尖抬举样搏动，心尖部可触及收缩期震颤，心浊音界向左扩大，心率 117 次 / 分，律齐，心音减弱，$A_2 > P_2$，心尖部可闻及 4/6 级收缩期杂音，向左腋下及胸骨左缘传导，未闻及心包摩擦音。肝脾触诊不满意。肝颈静脉回流征阴性。四肢、腰骶部、外阴严重可凹性水肿。

【辅助检查】

1. NT-pro BNP 18　153ng/L ↑。

2. 血常规：白细胞 $8.97 \times 10^9/L$，血红蛋白 91g/L ↓，血小板 $99 \times 10^9/L$ ↓。

3. 尿常规：尿比重 1.015，尿潜血 ++，尿蛋白 +++。24h 尿蛋白定量 4967mg/24h。

4. 血生化：肌酐 95μmol/L，估算的肾小球滤过率（eGFR）71ml/（min·1.73m²）；血白蛋白 21g/L ↓；电解质，K^+ 3.45mmol/L，Na^+ 130.6mmol/L ↓。

5. 甲状腺功能：游离三碘甲状腺原氨酸（FT_3）2.09pmol/L（1.36ng/L），游离甲状腺素（FT_4）15.09pmol/L（1.17ng/dl），促甲状腺素（TSH）4.21mU/L。

6. 病毒 10 项阴性。

7. 血气分析（未吸氧）：pH 7.46，二氧化碳分压（PCO_2）26mmHg，氧分压（PO_2）83mmHg ↓，碳酸氢根（HCO_3^-）18.2mmol/L，血氧饱和度（SaO_2）95%。血培养：阴性。

8. 凝血功能：凝血酶原时间（PT）14.6s，国际标准化比值（INR）1.36，纤维蛋白（原）降解物（FDP）88μg/ml，D- 二聚体 10.22μg/ml，血浆纤维蛋白原（Fib）1.88g/L，凝血酶原活动度（PTA）60.0%，活化部分凝血活酶时间（APTT）30.0s。心肌酶、血脂、糖化血红蛋白正常。

9. 胸部 X 线片：双肺纹理增多、模糊，心影明显增大，右侧胸腔积液。

10. 超声心动图：二尖瓣后叶腱索断裂，二尖瓣后叶脱垂，二尖瓣重度反流，左心房、心室明显增大，左心室壁运动减低，三尖瓣轻度反流，PASP 50mmHg，右心房增大，卵圆孔未闭，少量左向右分流，LVEF 45%，少量心包积液，下腔静脉增宽，呼吸变化率减低，左侧胸腔积液（图 21-1）。

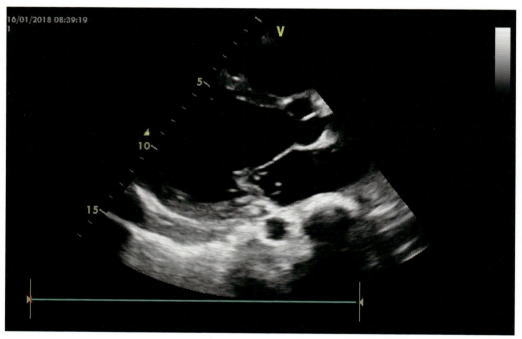

▲ 图 21-1　二尖瓣机械瓣置换术前患者超声心动图检查结果

可见二尖瓣后叶腱索断裂，二尖瓣后叶脱垂，二尖瓣重度反流，左心房、心室明显增大，左心室壁运动减低，三尖瓣轻度反流，肺动脉收缩压为 50mmHg，右心房增大

【入院诊断】

患者为青年女性，孕晚期血压明显升高，尿蛋白阳性，重度子痫前期诊断明确，后逐渐出现全心衰竭症状，入院后 NT-proBNP 显著升高，合并

凝血功能障碍，多处深静脉血栓形成，血小板减少、缺铁性贫血，低白蛋白血症合并大量蛋白尿，低氧血症，代谢性酸中毒及感染。二尖瓣腱索断裂原因，结合实验室及超声心动图检查结果，考虑可能的原因不排除两种情况：①重度子痫前期合并心力衰竭导致心脏负荷过重，继发二尖瓣脱垂进而腱索断裂；②既往合并基础二尖瓣病变，随着孕期血流动力学的变化心脏负荷增加，进而导致心功能失代偿诱发腱索断裂。

【诊疗经过】

住院后予抗感染、强心、利尿、扩血管、纠酸、抗凝、输成分血等治疗，先后行脉搏指示连续心排血量监测（PICCO）进行血流动力学监测，气管插管及有创呼吸机辅助通气，主动脉内球囊反搏循环辅助减轻心脏后负荷，积极内科仍无法控制心衰症状，且出现多器官功能受累，故于入院第12天全麻下行二尖瓣机械瓣置换术，术后相继出现凝血障碍、弥散性血管内凝血、术后低心排血量综合征等。积极 IABP 辅助，建立体外循环，抗感染治疗后复查超声心动图示左心功能明显改善，LVEF 由 16% 恢复至 43%，复查胸部 X 线较术前明显好转（图 21-2），患者症状好转出院。术后病理结果回报：送检瓣膜组织多灶状黏液变性，小灶状纤维素样坏死，伴大片胶原纤维增生。结合病理结果，患者病因最终确定为原发二尖瓣病变。

【出院诊断】

- 心脏瓣膜病
  - 二尖瓣腱索断裂。
  - 二尖瓣重度关闭不全。
  - 心力衰竭。
  - 心功能 NYHA Ⅱ级。
  - 二尖瓣机械瓣置换术后。
- 贫血。

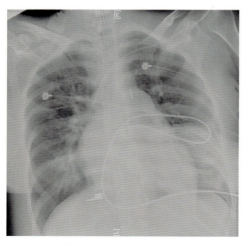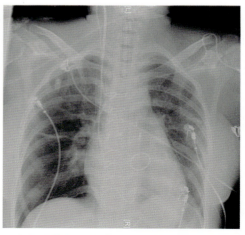

▲ 图 21-2　患者二尖瓣机械瓣置换术前和术后即刻患者胸部 X 线检查结果

左图为术前胸部 X 线片，可见双肺纹理增多、模糊，心影明显增大，右侧胸腔积液；右图为术后即刻胸部 X 线片，可见双肺纹理较前减少，心影增大，右侧胸腔积液，较前明显好转

- 血小板减少。
- 低蛋白血症。
- 深静脉血栓。

【预后】

术后 6 个月随访，患者一般情况逐渐好转，左心室收缩功能恢复正常，LVEF 64%。

【总结及知识拓展】

患者入院时重度子痫前期、全心衰竭诊断明确，病因方面考虑心脏瓣膜病、围生期心肌病可能。依据 2010 年欧洲心脏病学会（ESC）对于围生期心肌病诊断标准[1] 应除外其他可能引起心衰的疾病后确立该诊断，结合患者超声心动图表现及最终瓣膜病理结果可除外围生期心肌病，诊断为心脏瓣膜病、二尖瓣腱索断裂致心力衰竭。

二尖瓣腱索断裂通常可分为原发性和继发性，原发性包括腱索发育不良、黏液样变形等，继发性原因主要包括二尖瓣脱垂、感染性心内膜炎、先天性心脏病、风湿性心脏病、缺血性心脏病、二尖瓣手术史、胸部钝性损伤等[2]。本例患者孕期无感染性心内膜炎表现，实验室检查可排除风湿性心脏病，既往无基础心脏病，无外伤史，最终结合病理结果考虑为二尖瓣黏液样变性伴自发性腱索断裂。围生期自发性二尖瓣腱索断裂发病率较低，机制尚不清楚，可能与孕期激素调整基质金属蛋白酶表达及基质蛋白沉积引起二尖瓣结构改变有关[3, 4]。也有病理学研究证实自发性腱索断裂多有腱索结缔组织的灶性溶解，黏液样变性是其主要改变[5]；此外，可能与先天性二尖瓣发育不良有关[6]。

围生期心脏过度负荷，血压升高、过度用力等均可能导致二尖瓣腱索断裂。在分娩过程中，子宫收缩、出血、分娩疼痛和心排血量增加及激素变化均有可能使二尖瓣腱索变形。该患者为双胎妊娠，且为重度子痫前期，心脏负荷过重，二尖瓣脱垂与腱索断裂可能互为因果，形成恶性循环，导致重度二尖瓣反流。

围生期自发性腱索断裂报道较少[3, 7-11]，患者发病年龄在19—34岁，均无妊娠期高血压疾病证据，其中1例发生在剖宫产术后36h，其余均发生于孕晚期（30～38周），其中2例由细菌性心内膜炎引起，4例为自发性断裂；1例发生前后叶均断裂，其余为后叶腱索断裂。该患者同样为后叶断裂，可能是由于后叶较细，承受压力较前叶大，后叶腱索受累较多。

自发性腱索断裂应按病情轻重决定治疗方案，通常在内科治疗支持后进行手术治疗[12]。一项多中心研究评估了279例急性重度二尖瓣反流患者的手术情况，总体30d死亡率为23%，但15年生存率为67%，所有患者术前血流动力学均不稳定，27%的患者接受了瓣膜修复术，其余患者接受了瓣膜置换术[13]。该患者内科保守治疗效果不明显，于入院第10天病情突然加重，予主动脉内球囊反搏循环辅助、纠酸等治疗后行二尖瓣机械瓣置换术，术后患者恢复良好。

（韩江莉　王　妍　著，史冬梅　审）

参考文献

[1] Sliwa K, Hilfiker-Kleiner D, Petrie MC, et al. Current state of knowledge on aetiology, diagnosis, management, and therapy of peripartum cardiomyopathy: a position statement from the Heart Failure Association of the European Society of Cardiology Working Group on peripartum cardiomyopathy [J]. Eur J Heart Fail, 2010, 12 (8):767–778.

[2] Baumgartner H, Falk V, Bax JJ, et al. 2017 ESC/EACTS Guidelines for the management of valvular heart disease [J]. Eur Heart J, 2017, 38 (36):2739–2791.

[3] Chiu FH, Yang CJ, Huang CK, et al. Spontaneous chordae tendineae rupture during peripartum [J]. Am J Emerg Med, 2018, 36 (6):1127.e1–e3.

[4] Gabbay U, Yosefy C. The underlying causes of chordae tendinae rupture: a systematic review [J]. Int J Cardiol, 2010, 143 (2):113–118.

[5] 明西林, 肖湘君. 超声心动图诊断自发性二尖瓣腱索断裂 1 例 [J]. 中国超声诊断杂志, 2001, 2 (9):13–14.

[6] 王彩荣, 刘强. 二尖瓣腱索断裂的超声诊断及病因病理分析 [J]. 中国超声医学杂志, 2000, 16 (6):438–440.

[7] Caves PK, Paneth M. Acute mitral regurgitation in pregnancy due to ruptured chordae tendineae [J]. Br Heart J, 1972, 34 (5):541–544.

[8] Nakash A, Arafa A, Vrapi F, et al. An unusual case of peripartum ruptured mitral valve [J]. J Obstet Gynaecol, 2009, 29 (8):768–769.

[9] Castillo RA, Llado I, Adamsons K. Ruptured chordae tendineae complicating pregnancy. A case report [J]. J Reprod Med, 1987, 32 (2):137–139.

[10] Hagay ZJ, Weissman A, Geva D, et al. Labor and delivery complicated by acute mitral regurgitation due to ruptured chordae tendineae [J]. Am J Perinatol, 1995, 12(2):111–112.

[11] Ohishi S, Nitta H, Chinen Y, et al. Acute congestive heart failure due to ruptured mitral chordae tendineae in late pregnancy [J]. J Obstet Gynaecol Res, 2013, 39(3):724–726.

[12] Nishimura RA, Otto CM, Bonow RO, et al. 2014 AHA/ACC guideline for the management of patients with valvular heart disease: a report of the American College of Cardiology/American Heart Association Task Force on Practice Guidelines [J]. J Am Coll Cardiol, 2014, 63(22):e57–185.

[13] Lorusso R, Gelsomino S, De Cicco G, et al. Mitral valve surgery in emergency for severe acute regurgitation: analysis of postoperative results from a multicentre study [J]. Eur J Cardiothorac Surg, 2008, 33(4):573–582.

妊娠合并不适当窦性心动过速 22

患者，女性，30岁，因"宫内孕24周，间断心悸3个月余，加重伴咳嗽、夜间不能平卧3d"入院。孕 19^{+2} 周曾因间断心悸2月在笔者所在科室住院治疗，诊为"妊娠相关不适当窦性心动过速"，坚决要求保胎签字出院。当时患者为妊娠中期，在院期间血压波动于（100～110）/（60～70）mmHg，为避免盐酸拉贝洛尔对血压的影响，结合妊娠中期可以安全应用美托洛尔治疗，因此，在院期间和出院后患者一直口服琥珀酸美托洛尔47.5mg/d。曾于妊娠22周到笔者所在科室门诊随访，自诉心悸症状明显好转，夜间可平卧入睡，产科检查胎儿发育正常；查体血压100/60mmHg，心肺查体未见异常；门诊心电图提示窦性心律，心室率96次/分，未见病理性Q波及ST-T改变；心肌酶、肌钙蛋白I（TNI）正常，产科血常规检查血红蛋白11.3g/L，较住院期间的11g/L略有上升。根据上述情况，科室门诊医生未予调整用药，继续琥珀酸美托洛尔47.5mg/d口服。两次住院期间及产前检查肝肾功能、血气分析、电解质、血常规等各项检查均在正常范围内波动。

【既往史】

停经6周在产检时发现"甲状腺功能减退"，口服甲状腺素片（优甲乐）25μg/d，上次住院期间和本次住院后复查甲功五项结果均正常，请内分泌科会诊意见为继续维持目前剂量口服优甲乐；6年前首次妊娠曾因心动过速在湖南湘雅医院诊治（具体不详），于孕38周剖宫产一健康男婴；无慢性病和家族遗传病史，无烟酒嗜好，未规律体检。

【入院查体】

血压 106/70mmHg，神清，高枕卧位，未见颈静脉充盈；双肺呼吸音粗，未闻干湿啰音；心界略向左扩大，心率 152 次 / 分，律齐，心音有力，未闻额外心音、杂音和心包摩擦音；腹膨隆，肝脾触诊不满意，双下肢轻度可凹性水肿。

【辅助检查】

1. 首次入院辅助检查

(1) 1月余前首次住院心电图检查，结果显示窦性心动过速，心室率 114 次 / 分，右心电轴偏转（图 22-1）。

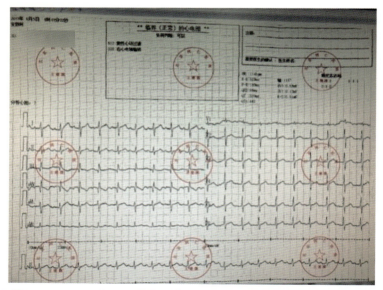

▲ 图 22-1　首次住院心电图示窦性心动过速，口服美托洛尔后心室率下降

(2) 一月余前首次住院动态心动图（Holter）结果显示窦性心律，最快心室率发生于 15：11：24，心室率为 168 次 / 分，最慢心室率发生于凌晨

03：23：44，心室率为 88 次 / 分（图 22-2）。

(3) 一月余前首次住院超声心动图结果显示心脏结构和功能正常。

(4) 一月余前首次住院肌钙蛋白（TNI）结果为 0.011ng/ml。

(5) 一月余前首次住院脑利钠肽（BNP）结果为 14.0pg/ml。

2. 第二次入院终止妊娠前、后辅助检查

(1) 第二次住院终止妊娠前 TNI 结果为 0.010ng/ml。

(2) 第二次住院终止妊娠前 BNP 结果为 1268.0pg/ml。

(3) 第二次住院终止妊娠前超声心动图示，左心房大，节段性室壁运动异常，二尖瓣轻度关闭不全。

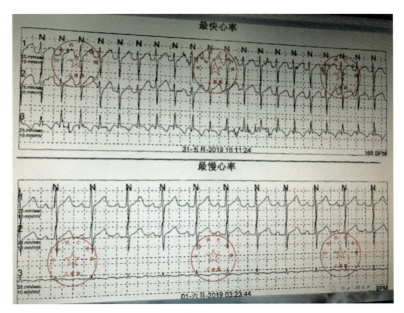

▲ 图 22-2　首次住院 Holter 结果显示窦性心律，最快心室率发生于 15：11：24，心室率为 168 次 / 分，最慢心室率发生于凌晨 03：23：44，心室率为 88 次 / 分

【 **入院诊断** 】

• 妊娠相关不适当窦性心动过速。

• 甲状腺功能减退。

【诊疗过程】

1. 首次住院诊疗过程

症状：发作性心悸不伴夜间阵发性呼吸困难。查体：颈静脉无充盈，肝颈静脉回流征阴性；心界不大，心率 152 次 / 分，律齐，心音有力，未闻及额外心音和杂音；双肺呼吸音清，未闻及干、湿啰音；腹膨隆，肝、脾未及；双下肢不肿。化验和辅助检查提示 TNI 和脑利尿钠肽（BNP）正常；超声各房室大小正常，未见室壁运动异常；Holter 提示窦性心动过速；治疗上结合患者症状、体征、检查结果和家属强烈保胎的意愿予琥珀酸美托洛尔 47.5mg 每天 1 次口服，每天 1/4 片甲状腺素片口服，住院期间复查甲功正常。心室率下降至 90 次 / 分后出院，门诊复查。此次院外随诊第 4 周出现夜间不能平卧伴咳嗽、双下肢水肿再次入院。

2. 第 2 次住院诊疗过程

发作性心悸伴夜间阵发性呼吸困难，端坐呼吸。查体心界左侧略大，心率 172 次 / 分，律齐，心音有力，未闻及额外心音和杂音；双肺呼吸音粗，未闻及干、湿啰音；腹软，肝脾未及；双下肢可凹性水肿。化验和辅助检查中 BNP 明显升高；超声提示节段性室壁运动异常；Holter 提示窦性心动过速。结合症状、显著升高的 BNP 和超声显示节段性室壁运动异常，考虑不除外不适当窦性心动过速（inappropriate sinus tachycardia，IST）导致的心肌损伤。予琥珀酸美托洛尔 47.5mg，每天 1 次，口服的同时加用伊伐布雷定 5mg，每天 2 次口服，征询并获得患者和家属同意，经全院多科讨论决定提前终止妊娠。患者于妊娠 26^{+6} 周顺利终止妊娠，转至外科 ICU 治疗。心电监护提示窦性节律，心室率波动于 110～120 次 / 分。妊娠终止后第二天 TNI 和 BNP 恢复正常。术后第 5 天复查超声心动图提示节段性室壁运动异常消失。

【预后】

妊娠结束后心悸、气短症状逐渐减轻至消失，术后第 1 天显著升高的

TNI 和 BNP 恢复正常，术后第 5 天超声心动图示节段性室壁运动异常消失。Holter 提示窦性心动过速伴一度房室传导阻滞（AVB），心室率逐步减慢（图 22-3）。考虑诊断不除外不适当窦性心动过速导致的心肌损伤。患者出院 1 个月后电话随访，诉症状较前明显好转，继续口服琥珀酸美托洛尔 47.5mg，每天 1 次，未再出现心悸、胸闷、喘憋和夜间不能平卧症状，可耐受正常体力活动，双下肢水肿消失。由于经济原因不同意门诊随访复查。

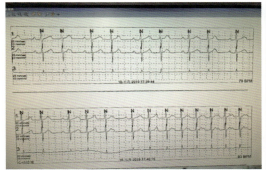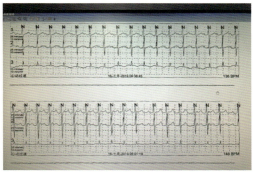

▲ 图 22-3　终止妊娠后第 6 天 Holter 结果显示窦性心动过速，一度房室传导阻滞，心率逐渐减慢

【总结及知识拓展】

本例患者为第二次妊娠 19 周以后出现持续心悸、气短伴夜间不能平卧、双下肢水肿的患者，一度出现 BNP 升高、超声心动图节段性室壁运动异常等心功能不全和心肌损伤的表现；终止妊娠后 BNP 很快恢复正常，超声心动图显示节段性室壁运动异常消失；妊娠后出现的甲状腺功能减退可能是造成心肌损伤的另一潜在原因，根据内分泌科会诊意见患者一直口服优甲乐 25μg/d，两次住院期间复查甲功五项，各项指标均在正常范围，甲状腺功能减退导致的心肌损伤可能性不大；复习患者两次住院病历，血红蛋白一直维持在 11～11.5g/L，因此暂不考虑妊娠期间贫血导致的心肌损伤。患者 6 年前首次妊娠曾有 IST 发作，在湘雅医院诊治（具体不详），于孕 38 周诞下一健康男婴。

查新资料显示鲜有此类病例报道，从有限的文献中关于孕期 IST 有以下收获。

1. 发病情况和评估信息[1]

(1) 普通人群 IST 发生率大约为 1%，普遍预后良好。

(2) 鲜有孕妇相关的 IST 报道，未见相关机制探讨。

(3) 缺乏孕期 IST 对孕产妇和胎儿影响的报道。

(4) 孕期 IST 的评估：静息心率＞ 100 次 / 分和（或）床旁 24h 心电监测提示心率＞ 90 次 / 分的孕妇需要密切监测。

2. 关于孕期 IST 诊断和鉴别诊断信息

(1) 需要排除可能导致 IST 的原因：如贫血、甲状腺功能异常、肺或肺血管疾病引起的低氧血症；需常规评估肝肾功能、血气分析、电解质、血常规、超声心动图、胸部 X 线片和肺功能（必要时）。

(2) 诊断：排除上述其他原因，方可诊断孕期 IST。

3. 关于孕期 IST 如何治疗

(1) 孕妇的身心特点需要医生与其进行有效沟通，充满关爱。

(2) 用药前权衡利弊，在获益大于风险的前提下，β 受体阻滞剂是首选药物，其中最安全的是拉贝洛尔，其次为比索洛尔、美托洛尔和普萘洛尔；不推荐应用阿替洛尔。

(3) 非二氢吡啶类钙通道阻滞剂和伊伐布雷定可以替代 β 受体阻滞剂用于孕期 IST 的治疗，伊伐布雷定可能有使胎儿致畸的作用[2]，须谨慎使用。

4. 关于孕期 IST 的预后评估

(1) 普通人群的 IST 通常不会危及生命，孕妇需警惕 IST 导致的心肌病危及母亲和胎儿。即使没有心功能的恶化，应警惕孕期 IST 危及母婴安全。

(2) 正确诊断和理解孕期 IST 及其可能导致的后果，有助于临床医生帮助缓解患者的焦虑并制订个体化治疗方案[3, 4]。

（王建旗　著，史冬梅　审）

参考文献

[1] Mark Belham, Charlotte Patient, Janet Pickett. Inappropriate sinus tachycardia in pregnancy:a benign phenomena? [J] BMJ Case Rep, :bcr2016217026.

[2] Saim Sağ, Hakan Çoşkun, İbrahim Baran, et al. Inappropriate sinus tachycardia-induced cardiomyopathy during pregnancy and successful treatment with ivabradine [J]. Anatol J Cardiol, 2016(16):212–213.

[3] Lukasz Szumowski, Ewa Szufladowicz, Michał Orczykowski, et al. Ablation of severe drug-resistant tachy-arrhythmia during pregnancy [J]. J Cardiovasc Electrophysiol, 2010(21):877–882.

[4] Pierre-Francois Winum, Guillaume Cayla, Madeleine Rubini, et al. A case of cardiomyopathy induced by inappropriate sinus tachycardia and cured by ivabradine [J]. Pacing Clin Electrophysiol, 2009(32):942–944.

23 急性冠脉综合征后电风暴

　　患者，女性，80岁。有高血压病病史10余年，服用"波依定"控制稳定；糖尿病5年；有慢性肾功能不全及陈旧性多发性脑梗死。2017年4月21日因突发剧烈胸痛胸闷到当地医院就诊，当时查心电图显示胸前导联ST段压低，$V_2 \sim V_4$ T波倒置（图23-1）。

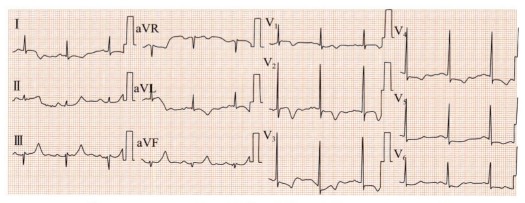

▲ 图 23-1　2017年4月心电图示胸前导联ST段压低，$V_2 \sim V_4$ T波倒置

　　超声心动图显示室间隔及中间段室壁运动减弱，左心室射血分数（LVEF）40%，肌钙蛋白 I（TnI）4.3ng/ml，未进行血运重建，口服药物治疗，5月6日出院。出院当晚患者出现夜间呼吸困难，喘憋，5月7日到笔者所在医院急诊，收入CCU。

【入院查体】

体温正常，心率 103 次 / 分，血压 93/50mmHg，呼吸 22 次 / 分。双肺可闻及散在湿啰音，心音稍低，未闻及病理性杂音，双下肢无明显水肿，腹部和其他无特殊阳性体征。

【辅助检查】

1. 实验室检查

TnI 43.0ng/ml ↑，乳酸脱氢酶（LDH）1350U/L ↑、肌酸激酶（CK）1439U/L ↑、肌酸激酶同工酶（CK-MB）119U/L ↑，N 端脑利尿钠肽前体（NT-proBNP）＞ 30ng/ml，白细胞 15.2×10^9/L ↑，血红蛋白 102g/L、PO_2 76.2mmHg ↓、K^+ 4.29mmol/L，谷丙转氨酶（ALT）553U/L ↑，谷草转氨酶（AST）1092U/L ↑，尿素氮（BUN）12.45mmol/L ↑，肌酐（Cr）173μmol/L ↑，尿酸（UA）786μmol/L ↓、低密度脂蛋白（LDL）2.83mmol/L ↑，糖化血红蛋白（HbA_1C）7.2% ↑，D- 二聚体 3260ng/ml ↑。

2. 心电图

入院心电图结果示，窦性心律，全导联低电压，Ⅲ、aVF 导联可见 q 波（图 23-2）。

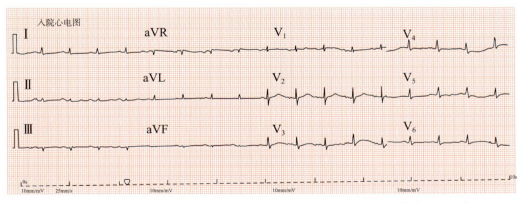

▲ 图 23-2 入院心电图显示窦性心律，全导联低电压，Ⅲ，aVF 导联可见 q 波

3. 超声心动图

左心房饱满，室间隔增厚，左心室心尖部圆隆，室间隔前壁中段至心尖部运动明显减弱，LVEF 34%。

【入院诊断】

- 冠状动脉粥样硬化性心脏病
    - 急性非 ST 段抬高型心肌梗死。
    - 心功能不全（Killip Ⅲ级）。
- 肺部感染。
- 高血压病。
- 2 型糖尿病。
- 慢性肾功能不全急性肾损伤。
- 陈旧脑梗死。

【诊疗经过】

5 月 8 日（入院 24h 之内）行冠状动脉造影：前降支近端完全闭塞，回旋支近段及中远段可见多处严重狭窄，局部狭窄 80%～90%；右冠状动脉全程均可见斑块，有多处不同程度的狭窄，在 50%～70%，可见通往前降支远端的侧支。当即进行血运重建，在前降支近中段放置 3.5mm×18mm 和 2.5mm×33mm 二枚支架，在回旋支近中段放置 2.4mm×33mm 支架一枚，两支血管均达到 TIMI 3 级血流。手术后带着主动脉内球囊反搏（IABP）支持返回病房。术后心电图示窦性心律，全导联低电压，V_2～V_6 导联 ST-T 压低，T 波倒置（图 23-3）。

术后治疗：阿司匹林 100mg，每天 1 次；氯吡格雷 75mg，每天 1 次；比索洛尔 2.5mg，每天 1 次；培哚普利 4mg，每天 1 次；瑞舒伐他汀 10mg，每晚 1 次；尼可地尔 5mg，每天 3 次；曲美他嗪 20mg，每天 3 次；螺内酯 20mg，每天 1 次；雷贝拉唑 20mg，每天 1 次；低分子肝素及头孢哌酮舒巴

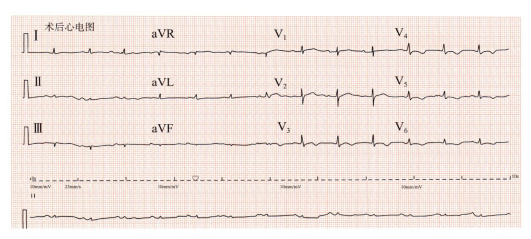

▲ **图 23-3** 患者 PCI 术后心电图：窦性心律，全导联低电压，$V_2 \sim V_6$ 导联 ST-T 压低，T 波倒置

坦钠注射治疗。同时继续用 IABP 维持，患者胸闷憋气症状消失，无不适，肺部啰音逐渐减少，肌钙蛋白进行性下降，肌酐也逐步下降，恢复顺利。

5 月 11 日凌晨 0：55 左右（术后 60h 之后），患者在睡眠中，突然发生心室颤动，当时的心电监测记录到这一过程（图 23-4）。

当时处理：立即电转复，乙胺碘呋酮（简称胺碘酮）150mg 静脉注射，随后用 1mg/min 的速度维持静脉滴注，静脉补充氯化钾，补充镁，但是心室颤动仍反复发作，2h 之内发生 14 次，考虑到胺碘酮效果欠佳，又加用利多卡因 1mg/min 静脉滴注，3 点后心室颤动暂时停止。发作间歇期患者心率在 60 次 / 分左右，血压在（113～126）/（65～75）mmHg。为减少患者的恐惧和精神紧张，给予泵入咪达仑镇静，并气管插管确保呼吸稳定。

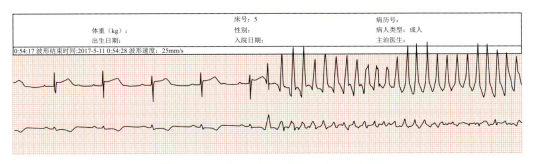

▲ **图 23-4** 术后 60h 患者睡眠中发生心室颤动

患者发生了电风暴。笔者需积极查找到可能引起电风暴的诱因。考虑到患者此时一直有 IABP 支持，发作间歇期血压心率一直平稳，发作前无血压增高心率增快等情况，监测心电图无动态改变，肌钙蛋白也呈顺利下降的趋势，故血管闭塞引起的电风暴的可能性不大。而急查电解质血钾 4.28mmol/L，也无电解质紊乱，当时的血色素 90g/L，偏低；为预防低镁和贫血所致的心室颤动，给予同时补充镁，输血，并继续镇静；增加 β 受体阻滞剂用量，停用比索洛尔，改为短效的美托洛尔 25mg，每 12 小时 1 次。继续用利多卡因 1mg/min，维持静脉滴注。14：00 左右（距第一波发作 12h 后），心电监测到再次出现的频发性室性早搏，均为 R on T 现象，14：47 分开始再次发作心室颤动。为除外尖端扭转型室性心动过速，维持足够的心率，进行临时起搏，起搏心率 80 次 / 分。5 月 12 日，血压（120～140）/（50～80）mmHg，心率 80 次 / 分，起搏心率。5 月 13 日，生命体征无变化；上午再次发生心室颤动，除颤 4 次；治疗上利多卡因加量，达 4mg/min 静脉滴注；美托洛尔 25mg，每 12 小时 1 次，调整为 25mg，每 8 小时 1 次；继续以 80 次 / 分的频率起搏；心电图无明显变化，但超声心动图显示 LVEF 下降到 29%，未出现新的室壁运动异常。

5 月 14 日（PCI 后第 6 天），患者再次发作频繁心室颤动（图 23-5），仍都在频发室性早搏之后。

上午心室颤动 13 次，持续使用的静脉泵入胺碘酮显示效果不好，停用，用艾司洛尔以 200μg/（kg·min）速度泵入；21：00，再次心室颤动 3 次；间歇期的心率血压均无明显变化。继续口服美托洛尔，静脉滴注艾司洛尔，IABP 维持足够的心脏血液灌注，监测并维持电解质稳定，维持出入量平衡。5 月 15 日，心室颤动 1 次，发作次数有所减少，5 月 16 日以后未再发作。5 月 22 日撤除 IABP。5 月 25 日撤除呼吸机，同日超声心动图显示 LVEF 有所恢复，达 35%，6 月 2 日出院，出院时 LVEF 恢复到 42%。

出院时心电图示窦性心律，下壁导联低电压，qS 型，V_1～V_5 导联 ST-T 压低倒置，呈冠状 T 波（图 23-6）。

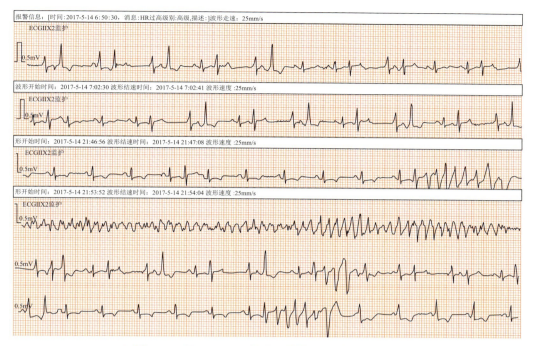

▲ 图 23-5 患者 PCI 术后第 6 天再次发作频繁心室颤动

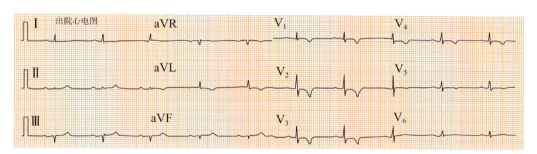

▲ 图 23-6 患者出院心电图显示窦性心律，下壁导联 qS 型，V₁～V₅ 导联 ST-T 压低，T 波倒置，冠状 T 波形成

【预后】

出院后 2 个月门诊复查，心电图检查显示陈旧性下壁心梗，前壁导联恢复正常。患者心率 70 次 / 分，血压 109/60mmHg，肺内呼吸音清无啰音，BNP 6900pg/ml。24h 动态心电图记录到全天的房性早搏 91 次，室性早搏 2 次。心电图显示胸前导联 T 波由倒置转为直立（图 23-7）。患者可以在室内进行日常活动。坚持按医嘱服药。随访时建议安装 ICD，但是患者并没有接受。

复诊心电图

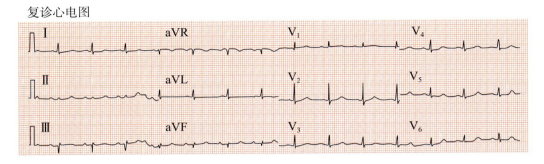

▲ 图 23-7　患者复诊心电图显示陈旧性下壁心梗，前壁导联恢复正常

一直坚持口服药物治疗至今。

【总结及知识拓展】

患者明确诊断为急性冠脉综合征，非 ST 段抬高心肌梗死（NSTEMI）合并心力衰竭。入院之后笔者在第一时间完成危险分层，GRACE 缺血评分 237 分，属高缺血风险，院内死亡风险 42.3%，CRUSADE 出血评分 76 分，属出血高危，因此尽早进行了血运重建。及早进行危险分层，以及充分向家属交代风险，为以后发生意外事件的处理奠定了充分的家属知情同意和合作的基础。2015 年 ESC 关于 NSTEMI 治疗指南 [1] 中指出，对于有心力衰竭和反复发作心绞痛的患者，应该及时给予危险分层（Ⅰa）并尽早进行冠状动脉造影并血运重建（Ⅰb），而且对于血流动力学不稳定的患者应给予 IABP 支持（Ⅱa）。笔者在 24h 之内进行了积极的完全血运重建治疗，术后给予 IABP 支持，帮助维持足够的心脏血运和功能。

患者在血运重建后的第 3 天，发生了电风暴。电风暴的定义是 24h 之内自发室性心动过速 / 心室颤动次数超过 3 次，血流动力学异常，需要紧急处理的临床症候群。发生于血运重建后 48h 的室性心动过速和心室颤动会对预后产生不良影响 [2]。2016 年中国室性心律失常诊治指南 [3] 中关于 ACS 相关的室性心律失常这样描述的：ACS 患者合并室性早搏、非持续性室性心动过速（NSVT）非常常见，尤其在 ST 段抬高型心肌梗死（STEMI）；ACS 合并持续室性心动过速或心室颤动：是不完全性血运重建或急性缺血复发的提示，复发的多形性室性心动过速容易蜕变为心室颤动。此患者的心室颤动均发生在频繁的室性早搏之后。关于电风暴的治疗，推荐应用β受体阻滞剂（Ⅰb）；胺碘酮可用于血流动力学相关的室性心律失常；持续性室性心动过速、反复发作的心室颤动和电风暴可考虑导管消融治疗；Ⅰ类抗心律失常药已被证实无益甚至有害，不推荐应用。在本例病例中，笔者按照指南逐一评估并在处理措施上逐一落实：口服β受体阻滞剂，逐渐加量；除颤后用胺碘酮静脉注射并维持；很快排除了缺血和电解质紊乱的因素；也尽量注意到充分镇静，以减少患者紧张和焦虑引起的交感神经兴奋；同时及时纠正贫血。但从最初的效果来看，效果并不理想：β受体阻滞剂已经把心率降到60次/分，血压水平较低，没有再加量的空间；胺碘酮不能控制住室性早搏和心室颤动，利多卡因的有效性不能确定，治疗上一度陷于被动。虽然心电图上并未显示出Q-T间期延长的情况，但为鉴别并预防尖端扭转型室性心动过速，笔者还是果断使用临时起搏器治疗，适当提高心率，改善心脏功能，但是室性早搏和心室颤动还在发作。2017年ESC的STEMI指南中[4]指出，对于多形性室性心动过速，必须用静脉β受体阻滞剂治疗（Ⅰb类推荐），或者静脉注射胺碘酮（Ⅰc类推荐），如不能排除缺血需行紧急冠状动脉造影（Ⅰc），必须迅速评估电解质，纠正电解质紊乱（Ⅰa），也可静脉滴注利多卡因（Ⅱb），可以考虑用临时起搏进行超速抑制或者异丙肾上腺素静脉滴注（Ⅱa），如果上述措施均无效，也可进行射频消融（Ⅱa）。根据此指南，在临时起搏和IABP的保护下加用了静脉β受体阻滞剂艾司洛尔，使用之后，电风暴的发作有所减少，并未立即停止，直到维持24h之后，心室颤动才最终完全消失。由此得出以下经验或者教训：一旦发生电风暴，在去除所有的诱因之后，要尽早使用静脉β受体阻滞剂，且要维持使用。2014年EHRA/HRS/APHRS关于室性心律失常的指南专家共识[5]对于ACS的室性心律失常亦有如下建议：急性期患者应该给予抗心律失常药，以稳定病情；β受体阻滞剂可以改善患者的短期预后；即使在已经使用口服β受体阻滞剂的患者，静脉注射β受体阻滞剂也有助于减少电风暴的次数，利多卡因只能作为三线用药。当然对于严重左心功能受损者，抗心律失常药使用时，需要评估其加重心力衰竭和引起心律失常的风险获益比。此患者当时有严重的心功能抑制，在口服β受体阻滞剂的基础上加用静脉β受体阻滞剂也须谨慎，也是在临时起搏和 IABP 支撑下，静脉β受体阻滞剂才得以使用，后来被证明效果良好。

关于静脉β受体阻滞剂在急性冠脉综合征的应用，有以下适应证[6]。①急性 ST 段抬高心肌梗死：STEMI 时紧急或严重的情况，如急性前壁心肌梗死伴剧烈胸痛或心率增快、血压升高，其他处理不能缓解时；STEMI 合并顽固性多形性室性心动过速，同时伴有交感电风暴者。② NSTE-ACS：伴随快速心室律心房颤动且血流动力学稳定者，以有效减慢心室律；若心绞痛发作频繁，或合并心动过速、血压较高，可先采用静脉β受体阻滞剂，以尽快控制血压、心率，缓解心绞痛发作；合并多形性室性心动过速时的首选药物，也可静脉注射胺碘酮或两药合用。但也要注意如下禁忌：①心力衰竭（Killip ＞ Ⅱ 级）或低心排血量；②心源性休克高危患者（包括年龄 ＞ 70 岁、基础收缩压 ＜ 90mmHg 和窦性心率 ＞ 110 次 / 分等）；③其他相对禁忌证包括 PR 间期 ＞ 0.24s，二、三度房室传导阻滞，以及活动性哮喘或反应性气道疾病等。病例的治疗经过显示，只有静脉使用β受体阻滞剂，才能有效减少并最终终止电风暴的发生；而口服β受体阻滞剂仍不能阻止心律失常的情况下，静脉注射β受体阻滞剂仍不是禁忌，甚至为此可减少口服剂量，待病情稳定之后再做调整。

总之，在急性冠脉综合征患者中，即使在充分的血运重建之后，在没有其他诱因的情况下也有可能发生电风暴。一旦发生电风暴，在逐一查找和排除各种诱因如电解质紊乱，缺血或者闭塞等。治疗上建议无论是否已经口服β受体阻滞剂，尽早使用静脉β受体阻滞剂，同时注意患者的心脏功能保护和支持。最后强调，发生于血运重建 48h 后的恶性心律失常是预后不良的标志，建议安装 ICD。

（王宇玫　著，马文英　审）

参考文献

[1] Marco R , Carlo P , Jean-Philippe C , et al. 2015 ESC guidelines for the management of acute coronary syndromes in patients presenting without persistent ST-segment elevation [J]. European Heart Journal, 2016, 37 (3): 267–315

[2] Al-Khatib S M , Stevenson W G , Ackerman M J , et al. 2017 AHA/ACC/HRS Guideline for management of patients with ventricular arrhythmias and the prevention of sudden cardiac death [J]. Circulation, 2018(138): e272–e391.

[3] 中华医学会心电生理和起搏分会 , 中国医师协会心律学专业委员会 . 室性心律失常中国专家共识 [J]. 中国心脏起搏与心电生理杂志 , 2016, 30 (4):283–325.

[4] Arslan F, Bongartz L, Ten B, et al. 2017 ESC Guidelines for the management of acute myocardial infarction in patients presenting with ST-segment elevation [J]. European Heart Journal, 2018 (39): 119–177.

[5] Christian Torp Pedersen, G.Neal Kay, Jonathan Kalman, et al. EHRA/HRS/APHRS expert consensus on ventricular arrhythmias [J]. Europace, 2014(16):1257–1283.

[6] 张宇辉 . 静脉使用 β 阻滞剂的总结 [R]. 中国医疗保健国际交流促进会和海峡两岸医药卫生交流协会 , 2017.

患者，女性，26 岁，主因"发作性头痛、头晕 3d，发作性晕厥伴抽搐 2d"入院。近 3 天来，患者因照顾婴儿劳累、睡眠差出现发作性头痛、头晕，共 2 次；发作性抽搐 4 次，每次 1~2min，发作时无口吐白沫、无咬舌头，无大小便失禁。到当地医院就诊期间再发抽搐伴意识丧失，行心肺复苏，2~3min 意识恢复。予甘油果糖、甘露醇、苯巴比妥肌内注射。疑诊癫痫发作，遂转至笔者所在医院神经内科。神经系统查体未发现阳性体征，血象、生化、凝血、心肌酶正常，头颅 CT 及脑电图检查正常，当时血钾 3.6mmol/L，予急诊留观。留观当日再发 3 次突发意识丧失伴抽搐，表现为双上肢屈曲，双下肢伸直，持续约 1min 好转。第三次发作时心电监护记录到多形性室性心动过速、心室颤动（图 24-1 和图 24-2），给予心肺复苏和电除颤治疗。因发作时心电图显示 Q-T 间期延长并多形性室性心动过速，以尖端扭转型室性心动过速（TDP）收入 CCU。

【既往史】

妊娠后期曾出现高血压、高血糖、血小板降低，行剖宫产，婴儿正常。无心脏性猝死家族史。

【入院查体】

无阳性体征。

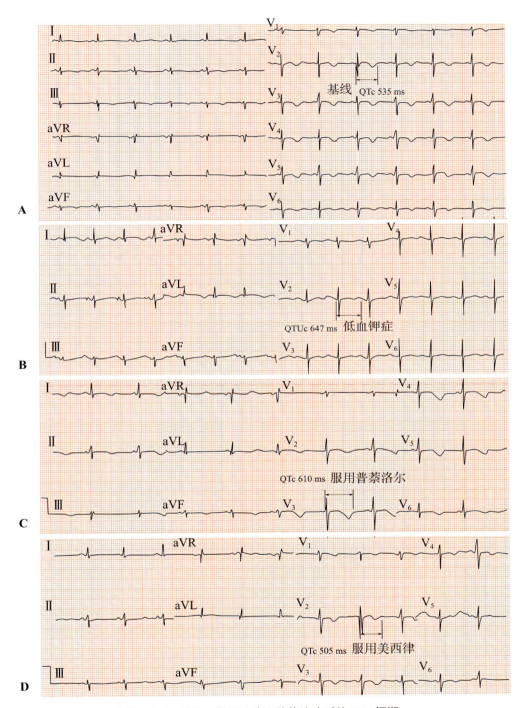

▲ 图 24-1 基线、低钾血症和药物治疗时的 Q-T 间期

A. 妊娠 4 个月时的基线心电图显示 Q-T 延长和 T 波异常；B. 在 2d 内有三次晕厥发作后在当地急诊室进行心电图检查，与基线相比，T-U 融合和 U > T 时 QTc 进一步延长，高度提示低钾血症；C. 服用普萘洛尔 30mg/d 后，心率减慢，QTc 再次延长；D. 美西律 450mg/d 有效预防 TDP 复发，9 个月随访时，QTc 比心脏事件期间显著缩短

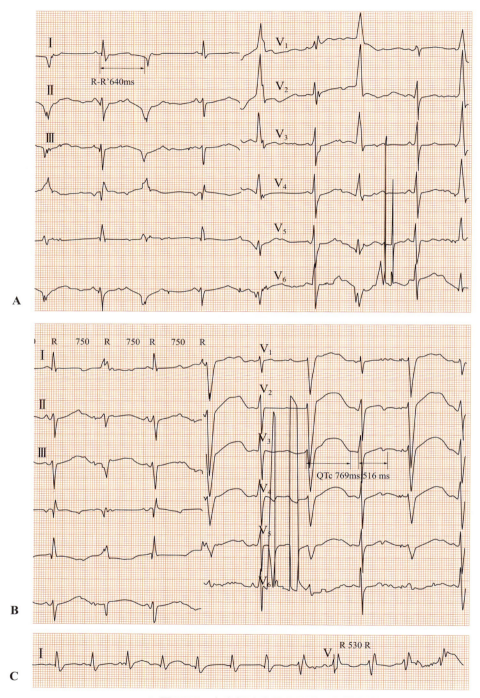

▲ 图 24-2　心室颤动除颤后动态心电图改变

A. 电除颤后 10min 发生的左心室起源的晚发室性早搏二联律；B. 1min 后心电图显示 P-QRS-T 电交替改变，间歇性左束支传导阻滞（LBBB），巨大 T 波，Q-T 间期延长；C. 再 1min 后，P-QRS-T 交替被窦性心动过速所取代

【辅助检查】

1.超声心动图显示，心脏结构与功能正常。

2.各项生化指标正常。

【入院诊断】

- 长 Q-T 间期综合征（先天性 LQT_2 可能性大）。

- 尖端扭转型室性心动过速。

- 心室颤动。

【诊疗经过】

利多卡因静脉持续泵入后患者未再发作，心电图 Q-T 间期逐渐缩短。开始予患者口服普萘洛尔每天 30mg，门冬氨酸钾镁，每天 6 片，但心电图 Q-T 间期却开始逐渐延长（图 24–1），第 4 天中午停普萘洛尔，下午患者感心悸不适，头晕。心电图显示 Q-T 间期显著延长，T 波电交替，频发室性早搏，RonT。心电监护频发短暂阵发性 TDP。予静脉推注利多卡因 50mg，并持续泵入，患者早搏及室性心动过速消失。次日加用美西律 100mg 每天 2 次，逐渐加量至 150mg 每天 3 次，患者心电图 Q-T 间期逐渐缩短（图 24–1），患者拒绝 ICD 治疗，病情稳定出院。

基因检测结果回报显示患者 KCNH2 基因发生 denovo 突变：该基因的编码区 1810 位的碱基鸟嘌呤突变为胸腺嘧啶（C.1810G ＞ T）。基因突变造成氨基酸序列变化，发生错义突变：KCNH2 基因编码蛋白的第 604 氨基酸蛋白位置上，甘氨酸突变为半胱氨酸（P.G604C），位于 KCNH2 基因编码钾离子通道蛋白 Kv11.1 的 S5 孔区。患者父母及弟弟皆为野生型，遗憾的是，其子在 9 月龄时基因检测显示遗传该基因突变，心电图 LQT_2 典型表现，可见 T 波振幅低，伴有切迹或双峰（图 24–3）。

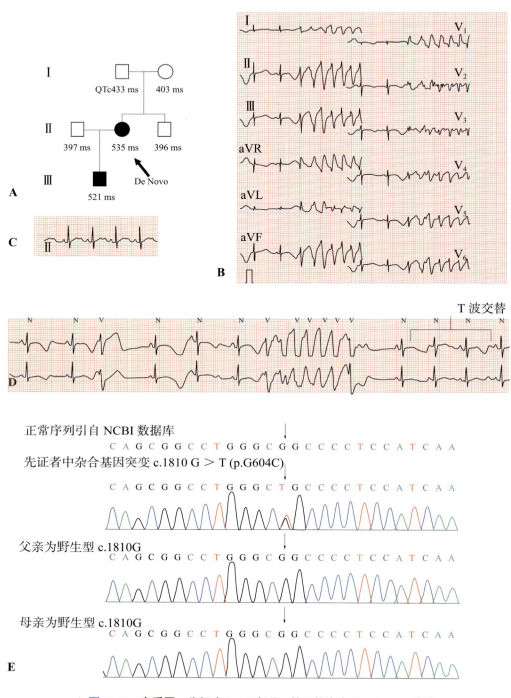

▲ 图 24-3　家系图、先证者 TDP 表现、其子的心电图、denovo 突变

A. 除先证者和其儿子外，其余 3 代家系均显示正常的 Q-T 间期表现；B. 先证者左心室起源的长 Q-T 间期依赖性 TDP；C. 先证者儿子的 LQT2 心电图表型；D. 先证者的 TDP 和 T 波交替；E. DNA 测序显示先证者 KCNH2 有一个新的突变：c.1810G＞T（p.G604C）；其父母是野生型

【预后】

门诊随访 1 年，患者依从性好，坚持服用美西律治疗，病情稳定，复诊心电图 Q-T 间期在正常范围。但考虑到美西律为试验性治疗，不能确保安全，且患者曾有晕厥、心搏骤停，为高风险患者，故坚持建议其 ICD 治疗，出院 6 月时行 ICD 治疗。

【总结及知识拓展】

先天性 LQTS 是一种由编码或调节心脏离子通道的基因突变引起的心脏离子通道病。人群患病率估计为 1/2500。由于罕见，LQTS 极易被漏诊。该患者 2015—2016 年在孕前和产前检查时共进行了 5 次心电图检查，遗憾的是，尽管其心电图表现出显著延长的 Q-T 间期和异常的 T 波，但均未诊断LQTS。因此，提高非心脏专业人员对 LQTS 的认识任重而道远。

除了 Q-T 间期（QTc）延长，在常见基因型的 LQTS 患者中，大多数基因突变携带者存在基因特异性 T 波表现[1, 2]，多个心电图导联 T 波双向或明显切迹是 LQT_2 基因型的标志[2]，LQT_2 是中国最常见的基因型[1]。基因特异性 ECG 表现使 LQTS 诊断更容易、更准确。本例依据先证者 LQT_2 ECG表现进行了 KCNH2 基因突变筛查，结果发现了一个新的错义突变 G604C。KCNH2 编码电压门控钾离子通道 Kv11.1 蛋白的 α 亚基。4 个 Kv11.1α 亚基共同组装成一个四聚体离子通道，在心脏传导快速激活的延迟整流钾电流（I_{Kr}）。G604C 突变位于通道 S5～S6 的孔环中，导致 Kv11.1 通道功能丧失。在同一位点，既往发现过不同的错义突变 G604S，该位点突变 LQT_2 患者临床表现更严重[3-5]。

携带 LQT_2 基因型的育龄妇女在产后易发生心脏事件[6]。该例患者也是一直没有症状，直到产后才出现。反复晕厥和心搏骤停可能是由应激、惊厥 / 睡眠中断和低钾血症等复合触发因素引起的。尽管患者血钾在正常范围的下线（3.6mmol/L），但其心电图已经显示 T-U 融合并 U ＞ T，高度提示低钾的存在。

间歇依赖性 TDP 在 LQT$_2$ 患者中更为常见[7]。然而，本例中，大多数 TDP 发生并不依赖于长间歇，多数 TDP 发生于显著延长的 Q-T 间期后，因此，长 Q-T 间期依赖性 TDP 是此种情况更准确的描述。而且，本例所有室性早搏和 TDP 均是左心室起源的。根据笔者的经验，左心室起源的 TDP 在先天性和遗传性 LQT 中更为常见。在 TDP 发作间期，ECG 表现 T 波电交替。心室颤动除颤后短时间内其心电图呈动态变化，先是室性早搏二联律，继而 P-QRS-T 电交替，表现为每隔一跳的 LBBB 和巨型 T 波。P-QRS-T 电交替伴 Q-T 间期显著延长是一种极其罕见的心电图现象，可能反映了当时心脏电活动的极不稳定。

β 受体阻滞剂是有症状和无症状先天性 LQTS 患者的主要治疗方法。笔者从这个案例得到的教训是，并不是每个 LQT$_2$ 患者都适合使用 β 受体阻滞剂。当 β 受体阻滞剂减慢心率时，如果 Q-T 间期进一步延长可能是有害的。对于精准医学，治疗 LQTS 的药物应该根据 Q-T 间期对心率变化的反应进行个体化，尤其是在用药的最初几天。心率减慢时的 Q-T 间期延长可能是由于晚钠电流（I_{Na-L}）的增强，而 I_{Na-L} 又能促进触发活动，如早期后除极（EADS）和 TDP。美西律是 I B 类抗心律失常药，是一种有效的 I_{Na-L} 阻滞药，不仅用于预防 LQTS 的 TDP，而且也用于获得性 LQTS 的 TDP[8]。在笔者的病例中，美西律联合补充钾和镁确实非常有效。阻断 I_{Na-L} 电流可能阻止了心率较慢时 Q-T 间期的进一步延长。此外，补充钾和镁可以改善 LQT$_2$ 患者的心室复极特性，从而预防危及生命的心律失常。

（尹春琳　张　萍　张　莉　著，马文英　审）

参考文献

[1] Gao Y, Liu W, Li C, et al. Common genotypes oflong QT syndrome in China and the role of ECG prediction. Cardiology, 2016, 133 (2):

73–78.

[2] Zhang L, Timothy KW, Vincent GM, et al. Spectrum of ST-T-wave patterns and

repolarization parameters incongenital long-QT syndrome:ECG findings identify genotypes. Circulation, 2000, 102 (23):2849–2855.

[3] Zhang Y, Zhou N, Jiang W, et al. A missense-mutation(G604S) in the S5/pore region of HERG causes long QT syndrome in a Chinese family with a high incidence of sudden unexpected death. Pediatr, 2007, 166 (9):927–933.

[4] Huo J, Zhang A, Guo X, et al. Pharmaco-logicalrescue of hERG currents carried out by G604S and wide type hERG coexpression. Clin Exp Pharmacol Physiol, 2016, 43 (9):851–861.

[5] Moss AJ, Zareba W, Kaufman ES, et al. Increased risk of arrhythmic events in long-QT syndrome with mutations in the pore region of the human ether-a-go-go-related gene potassium channel. Circulation, 2002, 105 (7):794–799.

[6] Seth R, Moss AJ, McNitt S, et al. Long QT syndrome and pregnancy. J Am CollCardiol, 2007, 49 (10):1092–1098.

[7] Tan HL, Bardai A, Shimizu W, et al. Genotype-specific onset of arrhythmias in congenital long-QT syndrome:possible therapy implications. Circulation, 2006, 114 (20):2096–2103.

[8] Badri M, Patel A, Patel C, et al. Mexiletine prevents recurrent torsades de pointes in acquired long QT syndrome refractory to conventional measures. JACC Clin Electrophysiol, 2015, 1 (4):315–322.

25 暴发性心肌炎

患者，女性，46 岁，主因"发作性心悸、胸痛 1 个月"收入院。

患者于 2015 年 11 月 5 日行混合痔切除术，术后局部换药疼痛剧烈，出现发作性心悸伴轻度胸闷，多发生于夜间，每次持续 10～20min。2015 年 11 月 26 日再次行皮坠切除术，术后心悸加重，有时伴胸骨后紧缩样疼痛，向咽、背部放射，深呼吸可加重疼痛。2015 年 11 月 28 日门诊 Holter：窦性心律，偶发室性早搏，短暂阵发性室性心动过速，左前支传导阻滞，Ⅱ、Ⅲ、aVF 导联呈 QS 波，低电压。2015 年 12 月 4 日查肌钙蛋白 I（TNI）1.3ng/ml（0～0.2ng/ml），脑利尿钠肽（BNP）2750pg/ml（0～123pg/ml），患者症状无缓解，于 2015 年 12 月 5 日收入院 CCU。既往体健，吸烟史十余年，7～8 支 / 天；饮酒史二十余年，每天 1～6 两（50～300ml），常熬夜，无特殊家族史。

【入院查体】

体温 36.3℃，呼吸 19 次 / 分，血压 95/55mmHg，心率 72 次 / 分，自主体位，双肺呼吸音清，未闻及干湿啰音。心界无扩大，律齐，各瓣膜听诊区未闻及病理性杂音，无心包摩擦音。腹软，双下肢无水肿。

【辅助检查】

1. 心电图

窦性心律，异常 Q 波（Ⅱ、Ⅲ、aVF），ST-T 异常改变，肢体导联低电压，电轴左偏。

2.超声心动图

左心房（LA）30mm，左心室舒张末期内径（LVEDD）44mm，左心室壁节段性运动异常（下壁运动幅度减低），左心室射血分数（LVEF）63%，E/A＞2。

3.胸部 X 线片检查

胸部 X 线片正常。

4.实验室检查

TNI 4.31ng/ml（0~0.2ng/ml）， 肌酸激酶同工酶（CK-MB）23ng/ml（0~5ng/ml），肌酸激酶（CK）1300ng/ml，血尿便常规、凝血、肝肾功能、C 反应蛋白（CRP）、红细胞沉降率（ESR）和自身抗体正常。

【诊疗经过】

入院第 1~9 天，卧床休息，双联抗血小板、他汀调血脂、低分子肝素抗凝、抗缺血治疗等，血压低于 90/60mmHg，给予参麦升压等治疗，入院第 9 天行冠状动脉造影，结果为正常。

入院第 10 天，冠状动脉造影后第 2 天，患者出现明显心悸、胸闷，血压（65~80）/55mmHg，双肺呼吸音低，双下肺可闻及少量湿啰音，急查血常规、急诊生化均正常。心电图显示短暂阵发性室性心动过速，给予多巴胺维持血压，静脉推注胺碘酮，1h 后转为窦性心律，胺碘酮持续口服后调整为 β 受体阻滞剂，之后患者出现气短及与呼吸相关的胸痛。

入院第 13 天开始激素治疗（氢化可的松 100mg，每天 1 次）连续 3d，同时营养心肌、抗感染（胸部 X 线片提示肺部感染，血常规异常），血压持续偏低，给予多巴胺静脉持续泵入，心力衰竭逐渐加重，对激素、心力衰竭治疗反应差，尿量少、不能平卧。

入院第 34 天，3：37 睡眠中呻吟，呼之不应，心电监护：心室颤动，立即电除颤、心肺复苏成功，继续重酒石酸去甲肾上腺素 + 多巴胺维持血压，乙胺碘呋酮（简称胺碘酮）预防心律失常，咪达唑仑镇静治疗，12：00 患者血压缓慢持续下降，给予气管插管＋呼吸机辅助呼吸、主动脉内球囊反搏（IABP）泵、体外膜肺（ECMO），转入 ICU，复查床旁超声心动图：LVEF 30%。入院第 42 天，转入 ICU 第 8 天，患者因多脏器功能衰竭死亡。

【总结及知识拓展】

1. 患者中年女性，发病急，病情演变快。

2. 总病程 2 月余，院前病程 30d，院内病程 42d，第 1～10 天以冠心病治疗为主，第 13～34 天考虑暴发性心肌炎、心力衰竭，给予激素、营养心肌、纠正心力衰竭治疗，第 34～42 天病情恶化，给予心肺复苏、药物、心脏机械循环支持治疗。

3. 临床主要表现为心力衰竭进行性加重、室性心律失常，对心力衰竭治疗反应不佳。

4. 实验室指标：心肌酶无急性心肌梗死动态演变，心肌酶持续增高，CK/CK-MB 不成比例，CK/CK-MB 远大于 10（1300/23）（表 25-1）。

表 25-1　实验室指标

	TNI 0～0.2ng/ml	CK-MB 0～5ng/ml	N-BNP 0～123pg/ml	CK/CK-MB U/L
2015 年 11 月 28 日	1.3	54	2750	—
2015 年 12 月 6 日	4.31	23.27	—	1300/53
2015 年 12 月 9 日	5.29	23.86	4097	—
2015 年 12 月 10 日	4.32	23.08	4526	—
2015 年 12 月 12 日	4.78	26.45	4310	—
2015 年 12 月 15 日	1.96	21.41	3290	2183/53
2015 年 12 月 16 日	1.22	18.04	3796	—
2015 年 12 月 18 日	—	—	—	4852/117

5. 心电图为心肌弥漫受损表现。

(1) 入院心电图：低电压、异常 Q 波（下壁），QRS 波 108ms（图 25-1）。

(2) 入院第 10 天发作室性心动过速（图 25-2）。

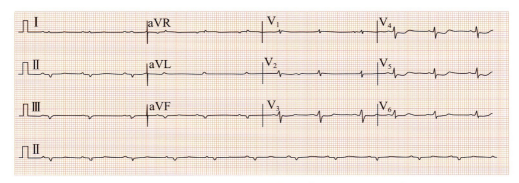

▲ 图 25-1　入院心电图示低电压，异常 Q 波（下壁），QRS 波 108ms

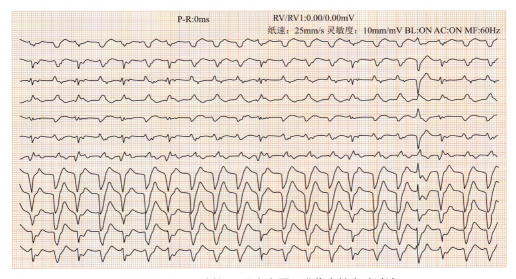

▲ 图 25-2　入院第 10 天心电图示发作室性心动过速

（3）入院第 19 天心电图：异常 Q 波（下壁、胸前导联），室内传导阻滞，ST-T 压低，QRS 波明显增宽 132ms（图 25-3）。

6. 超声心动图主要表现为舒张功能不全（表 25-2）。

7. 心脏磁共振成像（CMR）（入院第 32 天），左心室心肌下壁中部运动减弱（图 25-4）。

根据患者的胸闷症状，心电图异常 Q 波（Ⅱ、Ⅲ、aVF），ST-T 异常改变，TNI 增高，首先考虑了常见病急性下壁心肌梗死。同时也考虑是否有应激性心肌病。

应激性心肌病（stress cardiomyopathy，SCM），又称为 Takotsubo 综合

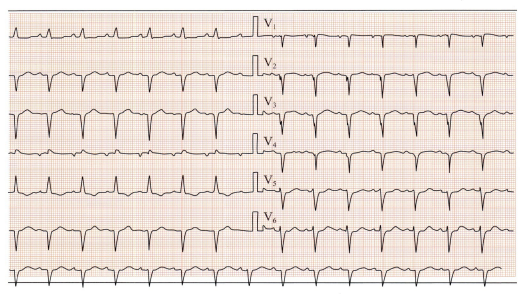

▲ 图 25-3 入院第 19 天心电图示异常 Q 波（下壁、胸前导联），室内传导阻滞，ST-T 压低，QRS 波明显增宽

表 25-2 超声心动图结果主要表现为舒张功能不全

	LA (mm)	LVEDD (mm)	LVEF (%)	E/A	RWMA（节段性室壁运动障碍）	MR/TR	PAP (mmHg)	PE
2015 年 12 月 6 日	30	44	63	＞2	+(iw)	+	-	-
2015 年 12 月 16 日	29	45	60	＞2	-	+	-	-
2015 年 12 月 18 日	28	50	56		+(aw、as、iw)	+	-38	+
2015 年 12 月 20 日	35	45	47	＞2	弥漫	+	-	+
2015 年 12 月 30 日	35	52	50	＞2	+(iw、pw)	++	58	-
2016 年 1 月 8 日	36	51	30		弥漫	++	41	

征、心尖球形综合征、章鱼壶心肌病、心碎综合征等[1]，这是应激因素诱发的类似 ACS 临床表现，伴有可逆性左心室功能障碍的一种心脏疾病。1990年首次被报道，根据 Mayo 诊所标准（Mayo clinic criteria）诊断需满足以下条件：①左心室心尖和中部区域室壁运动短暂、超出单一供血范围的可逆性收缩功能丧失或异常，并存在应激因素；②冠状动脉造影示冠状动脉狭

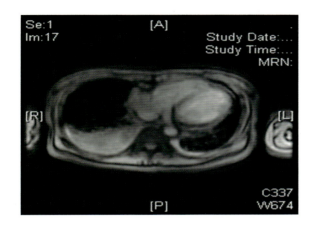

◀ 图 25-4　入院第 32 天心脏 CMR 示左心室下壁中部运动减弱

窄＜ 50%，或无急性斑块破裂证据；③新出现心电图异常或心肌酶学轻度升高；④排除嗜铬细胞、心肌炎。本病例与应激性心肌病相符点：疼痛刺激，冠状动脉造影正常，心肌酶升高，心电图异常表现；不符点：超声心动图无特征性改变，临床过程不可逆，心肌酶明显升高且迁延，心电图未出现恢复期特征性表现，即深的、倒置性 T 波。故从临床证据方面排除应激性心肌病。

该患者做冠状动脉造影排除了冠心病，但之后患者病情快速进展，心力衰竭在短期内进行性加重、频发室性心律失常，笔者考虑是否存在暴发性心肌炎。

暴发性心肌炎（fulminant myocarditis，FM）[2, 3] 是心肌炎最为严重和特殊的类型，主要特点是起病急骤，病情进展极其迅速，患者很快出现血流动力学异常（泵衰竭和循环衰竭）及严重心律失常，并可伴有呼吸衰竭和肝肾衰竭。在年轻患者中，FM 通常是由病毒感染或者癌症治疗引起的，FM 中病毒性心肌炎最常见，暴发性淋巴细胞性心肌炎及急性坏死性嗜酸细胞性心肌炎是暴发性心肌炎的少见类型，此三型心肌炎从临床上很难鉴别，只有活组织检查才能诊断是哪一种特定形式的心肌炎。

暴发性淋巴细胞性心肌炎 HE 染色为广泛密集的淋巴细胞浸润伴心肌坏死，偶有分离的多核巨细胞或嗜酸性粒细胞；巨细胞性心肌炎病理特点是广泛的混合性炎症浸润，特征是在无非干酪样肉芽肿的情况下，存在多个多核巨细胞（通常在 1～2 周出现）、嗜酸性粒细胞、单核细胞和巨噬细胞，经常出现水肿和广泛的心肌坏死；急性坏死性嗜酸细胞性心肌炎 HE 染色为广泛的心肌炎性浸润，伴单核细胞和嗜酸性粒细胞，并伴有心肌坏死或纤维化，在电镜中可能看到嗜酸性粒细胞脱颗粒和主要碱性蛋白沉积。从临床表现来说，患者发病前无发热等病毒感染病史，入院查血常规、CRP、ESR、自身抗体正常，心肌标志物增高，超声心动图主要表现为舒张功能不全，室性心律失常（室性心动过速、心室颤动），本病例因家属不同意未能进行病理检查，所以不能明确是哪一类型心肌炎，根据临床特点推测巨细胞心肌炎的可能性相对大一些。

巨细胞心肌炎[4]是少见病，仅见于个案和小样本报道，1905 年首次报道，1984 年才有统一诊断标准。目前认为，这是一种可能与自身免疫相关性疾病，而不是巨细胞病毒感染。其主要临床表现是进行性心力衰竭、恶性室性心律失常和房室传导阻滞，可有胸痛和心肌梗死，可猝死。确诊需要病理学检查，包括心内膜心肌活检、受体心脏及尸检。男女性别间患病概率无差别，各种年龄均可发病，以 30—60 岁多见，平均年龄 42 岁，80% 的患者无明确其他疾病，20% 的患者合并其他自身免疫性疾病，如溃疡性结肠炎或克罗恩病、甲状腺炎、风湿性关节炎等，有个案报道可能有感染因素参与（人疱疹病毒、柯萨奇病毒 B2、细小病毒、结核分枝杆菌等），可能与遗传有一定相关（斑珠蛋白）。巨细胞性心肌炎的治疗包括针对心力衰竭、心律失常及病因的治疗，免疫抑制剂、对症、支持治疗和心脏移植，平均生存时间 5.5 个月。

8. 小结

(1) FM 是一种综合征，其病因繁多，不易诊断，早期进行评估和处理对于区分 FM 和其他形式的急性循环衰竭（如缺血性心脏病、应激性心肌病、急性心脏压塞和妊娠期心肌病）尤为重要。

(2) FM 的基本特征包括快速进展的心力衰竭、心源性休克及电学不稳定、猝死等。

(3) FM 的诊断应迅速，心内膜心肌活检是诊断急性或慢性心肌炎的金标准，心脏磁共振可作为无创性诊断金标准。

(4) 对于 FM，及时治疗非常重要，针对其发病机制的特异性免疫调节疗法或有效，当高度怀疑时，可进行全面的循环支持，以防止多器官衰竭。

（田新利 著，吴 元 审）

参考文献

[1] Ghadri JR, Wittstein IS, Prasad A, et al. International expert consensus document on Takotsubo syndrome (Part Ⅱ):Diagnostic workup, outcome, and management [J]. Eur Heart J, 2018, 39 (22):2047–2062.

[2] AHA:Time plays critical role in diagnosis, treatment of fulminant myocarditis [R]. Healio, 2020.

[3] Robb D Kociol, Chair Leslie T Cooper, James C Fang, et al. AHA scientific statement: Recognition and initial management of fulminant myocarditis——a scientific statement from the American heart association [J]. Circulation, 2020, 141 (6): e66–e92.

[4] Cooper LT, EIAmm C. Giant cell myocarditis. Diagnosis and treatment [J]. Herz, 2012, 37 (6):632–636.

26 艰难的抗栓之路

（经桡动脉 PCI 术后自发腹腔出血伴肺栓塞）

患者，男性，79 岁，主因"发作性心前区疼痛 6 个月，加重 1 个月"入院。患者近 6 个月反复出现活动相关的心前区疼痛，每次持续数分钟，休息后可缓解。近 1 个月轻微活动即感胸痛，遂来诊。

【既往史】

高血压病 2 年，高脂血症 2 年，下肢静脉曲张 20 年，左眼视神经萎缩 40 年，失明 2 年，1 年前发现多发右肾囊肿及肝囊肿。

【入院查体】

血压 140/80mmHg，心率 72 次 / 分，体重 65kg，身高 167cm，BMI 23.3kg/m²。双肺呼吸音清，心律齐，未闻及杂音。

【辅助检查】

1. 血常规

血红蛋白 115g/L，血小板 127×10^9/L。

2. 生化

肌钙蛋白 I（cTnI）0.005ng/ml（正常值 0～0.08ng/ml），低密度脂蛋白胆固醇（LDL-C）1.8mmol/L，肌酐（Cre）72.2μmol/L，D– 二聚体 1.06ng/ml。

3. 心电图

窦性心律，aVR 导联 ST 段抬高 0.05mV，$V_1 \sim V_6$ 导联 ST 段压低 $0.05 \sim 0.1$mV，$V_1 \sim V_4$ 导联 T 波倒置。

4. 超声心动图

静息状态下心内结构及功能未见明显异常，射血分数 70%。

【入院诊断】

- 冠状动脉粥样硬化性心脏病
  - 恶化劳力性心绞痛。
- 高血压病 3 级（极高危）。
- 高脂血症。
- 下肢静脉曲张。
- 右肾囊肿。
- 肝囊肿。
- 左侧单眼失明。

【诊疗过程】

予以阿司匹林、氯吡格雷抗血小板治疗，并予扩张冠状动脉、调血脂等治疗。

1. 手术过程

经桡动脉入路行冠状动脉造影，示前降支近段 100% 闭塞，第一对角支 90% 狭窄，右冠状动脉近段 50% 狭窄，于前降支置入 Endeavor Resolute 3.0mm×18mm 支架 1 枚，于左主干 – 前降支置入 Endeavor Resolute 3.5mm×18mm 支架 1 枚，术中予肝素 1mg/kg 抗凝治疗。手术顺利，术后患者无不适，血压 120/80mmHg，心率 58 次 / 分。

2. 病情演变

术后 5.5h，患者出现轻度腹部不适，无压痛，随后出现头晕、出汗、恶心、呕吐，血压逐渐下降至 90/60mmHg，心率 52 次 / 分。予停用影响血压及心率药物，停用低分子肝素，予多巴胺静脉泵入并补液治疗。术后 6.5h，患者头晕、恶心、呕吐 2 次，并发生一过性意识丧失，心电监测提示 3.3s 长 RR 间期。急查 TnI 0.031mg/ml，血常规：红细胞 3.37×10^{12}/L，血红蛋白 102g/L；血气分析：pH 7.314，PCO_2 46mmHg，PO_2 92mmHg，BE −2.9mmol/L，血乳酸 2.2mmol/L；急查床旁超声未见心包积液。逐渐加量多巴胺静脉泵入，术后 8.5h 患者血压回升至 110/60mmHg，心率 58 次 / 分。但术后 11h 始，患者出现后背酸胀，随后右腹酸痛感加重，拒按，血压（80～90）/（50～60）mmHg，心率 58～64 次 / 分。术后 16h 患者坐起时出现一过性意识丧失，血压 55/40mmHg，心率 72 次 / 分，多巴胺加量。查体：睑结膜及甲床苍白。复查血常规：红细胞 3.30×10^{12}/L，血红蛋白 101g/L。行 CT 示少量腹腔积液，右肾周血肿（图 26-1），肝周积液，右侧少量胸腔积液。请综合医院泌尿外科会诊建议：①出血局限于肾包膜，有一定自限性，予积极补液，输血对症治疗；②适当减少抗凝治疗；③不考虑手术处置或引流。

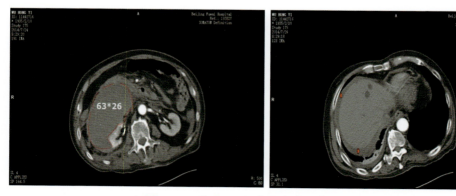

▲ 图 26-1　术后 CT 示少量腹腔积液，右肾周血肿

患者左主干支架植入术后 1d 发生肾周血肿，面临抗栓和止血治疗的如何平衡的困难，完善血栓弹力图提示凝血功能正常，ADP 抑制率 92.6%，MA（ADP）17.7，AA 抑制率 98.6%，予停用阿司匹林及低分子肝素，保留氯吡格雷抗血小板治疗。术后第 1 天血红蛋白降至 76g/L，中心静脉压（CVP）为

0mmHg，输注红细胞 6 单位及血浆 300ml。术后第 2 天复查血栓弹力图 ADP 抑制率 97.2%，AA 抑制率 100%，血红蛋白 78g/L，再次输注红细胞 2 单位，测 CVP 12cmH$_2$O。根据血红蛋白情况，术后第 5 天再次输注红细胞 2 单位，此后患者血红蛋白稳定于 101～110g/L。术后第 9 天复查血栓弹力图提示 ADP 抑制率 65.7%，MA 29.8，AA 抑制率 9.4%，CYP2C19 检测为 *1/*2 中代谢，在氯吡格雷 75mg 每天 1 次基础上加服阿司匹林 75mg 每天 1 次。考虑患者 CRUSADE 评分 56 分，为出血风险极高危，术后第 16 天监测血栓弹力图提示 ADP 抑制率 41.6%，MA 39.3，AA 抑制率 95.1%，阿司匹林剂量减为 50mg 每天 1 次。

　　术后第 20 天复查 CT 示右肾周血肿大致同前（图 26–2），腹腔内积血基本吸收，左右肺动脉叶段分支管腔内充盈缺损影，考虑多发肺栓塞（图 26–3）。行双下肢深静脉超声示左侧腘静脉及双侧胫后静脉血栓形成。查 D- 二聚体 15.94ng/ml，血气分析：pH 7.423，PCO$_2$ 38.9mmHg，PO$_2$ 68.5mmHg，SO$_2$ 94.3%。请肺血管科会诊考虑为肺栓塞（低危），而出血高危，建议肝素抗凝，维持 APTT 40～50s，待肾周等部位出血稳定后改为口服抗凝血药。患者未抗凝状态活化部分凝血活酶时间（APTT）已达 42.8～46.9s，考虑血栓激发自身纤溶机制，故暂未加用抗凝血药。但术后第 25 天复查超声双下肢深静

术后第 1 天主动脉 CT

术后第 20 天主动脉 CT

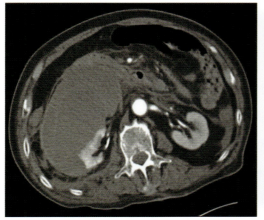 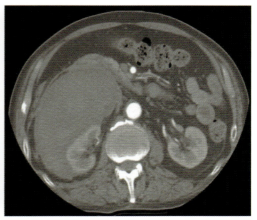

▲ **图 26–2**　术后第 20 天复查 CT 示右肾周血肿大致同前

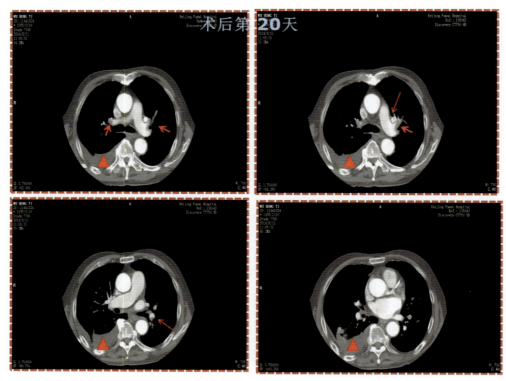

▲ 图 26-3　术后第 20 天复查 CT 示左右肺动脉叶段分支管腔内充盈缺损影，考虑多发肺栓塞

脉血栓增多，遂停用阿司匹林，保留氯吡格雷，加用静脉肝素，维持 APTT 50～60s，并于 PCI 术后 1 个月加用华法林，目标 INR=1.8。INR 接近目标值停用肝素。复查下肢静脉超声血栓明显减少，D- 二聚体降至 0.3ng/ml，好转出院。

【预后】

出院后继续口服氯吡格雷＋华法林，术后 10 个月复查冠状动脉 CT：前降支支架管腔显影好，回旋支、右冠状动脉无明显狭窄。外周血管超声：双下肢深静脉未见异常。肺灌注显像：双肺多发肺段性血流灌注受损。停用华法林，单用氯吡格雷抗血小板治疗。术后 23 个月复查冠状动脉 CT：前降支支架管腔显影好，回旋支、右冠状动脉无明显狭窄。外周血管超声：左小腿肌间静脉血栓形成。肺灌注显像：双肺多发肺段性血流灌注受损。腹部 CT：

右肾周少量积血，与住院期间相比大部分吸收。继续单用氯吡格雷抗血小板治疗。

【总结及知识拓展】

本例患者为高龄男性，有高血压、高脂血症等危险因素，近 1 个月恶化劳力性心绞痛，冠状动脉造影指征明确，无明确禁忌证。患者经桡动脉路径行冠状动脉介入治疗成功，但术后出现腹腔自发出血，并继发肺栓塞，对抗栓治疗造成一系列困难。

1. PCI 术后出血相关并发症

PCI 术后出血的发生率为 3%～6%，其中股动脉穿刺部位、胃肠道和腹膜后是最常见的出血部位 [1, 2]。经桡动脉入路 PCI 治疗可使穿刺部位出血率显著降低，但非穿刺部位出血率和总出血率并未降低 [3]。在无创伤和局部医源性操作情况下出现的自发性腹膜后或腹腔内出血均很罕见，发病机制尚不完全清楚，相关的危险因素包括接受抗凝或抗血小板治疗 [4, 5]，老年 [6, 7]，女性，患有凝血异常、高血压、动脉硬化、肝硬化和肾脏病等慢性病 [4, 7-9]。已报道的自发性腹膜后出血病例中，患者的中位年龄约为 70 岁 [6, 7]，50%～89% 的患者接受了至少 1 种抗凝或抗血小板药 [6, 7, 10-12]。本例患者 79 岁高龄，PCI 术中肝素抗凝，口服双联抗血小板药，且患有高血压、动脉粥样硬化，均为自发性腹腔出血相关危险因素。自发性腹腔出血最常见的症状是腹痛，部分患者局部症状不显著，而急性失血所致低血容量或贫血可能引发的非特异性症状，包括恶心、头晕、晕厥、神志改变、面色苍白、呼吸困难或全身无力 [6]。迅速识别非特异性症状体征，及时进行诊断性评估是救治成功的基础。本例患者术后起病初期腹部症状体征轻，主要表现为头晕、恶心、呕吐等非特异性症状伴有血压下降，应注意鉴别 PCI 术后引起血压降低的各种原因。予复查床旁超声未见心包积液可除外心脏压塞；患者血压低、心率慢，需鉴别迷走反射，但经充分补液扩容治疗及大剂量血管活性药物维持，低血压仍难以纠正且出现意识改变，此时应考虑隐匿性出血可能。与其他急性出血病例一样，自发性腹腔出血患者初始血红蛋白或血细胞比容可能正常，需连续测量[4]，并及时行 CT 扫描或腹部超声明确诊断。PCI 术后腹腔自发出血的患者治疗策略应个体化，需考虑患者的血流动力学状态，心血管疾病的稳定性，出血的病因、速度及持续时间综合判断。药物治疗，包括静脉补液和（或）输血，以及逆转抗凝作用[10]，对大部分患者有效，不足 10% 的患者需要手术干预[6, 7, 10-12]。出血可导致 PCI 术后近、远期死亡率、心血管严重不良事件风险增加[13, 14]。本例患者在自发性腹腔出血后又继发肺栓塞，考虑与出血导致血小板活化并启动凝血级联反应，从而发展至高凝血状态相关[15]。贫血可促进促红细胞生成素的释放，亦可通过激活血小板和诱导纤溶酶原激活物抑制因子促进血栓形成[16, 17]。

2. PCI 高出血风险人群治疗策略

2019 年高危出血风险学术研究联盟（ARC-HBR）专家共识提出了 PCI 高危出血风险的 20 条标准，包括 14 项主要标准和 6 项次要标准（表 26-1），如果患者满足至少 1 条主要标准或 2 条次要标准，则可以定义为 PCI 高出血风险人群[18]。本例患者术前满足年龄 ≥ 75 岁，男性血红蛋白 110～129g/L 两条次要标准，为 PCI 高出血风险人群。为降低此类人群出血风险应关注以下几方面。①支架类型的选择：没有充分证据表明使用金属裸支架后双联抗血小板的持续时间可比药物涂层支架短。此外，有证据表明，即使双联抗血小板治疗缩短至仅维持 30d，植入新一代生物可吸收多聚物涂层药物洗脱支架的患者心血管结局仍可能优于植入金属裸支架的患者[19-22]。②抗栓药的选择：出血高风险患者抗栓药的选择应受到关注，并进行个体化决策。本例为不稳定型心绞痛患者，在 ACS 患者中替格瑞洛的抗栓效果优于氯吡格雷，但 PLATO 和 TRITON-TIMI 38 研究显示，使用替格瑞洛的 ACS 患者非冠状动脉旁路移植术大出血发生率高于氯吡格雷。而且对于需服用口服抗凝血药的患者，2016 年美国心脏病学会 / 美国心脏协会指南推荐氯吡格雷是首选的 $P2Y_{12}$ 受体拮抗药[23]。③PCI 术中抗凝：对于出血高危患者，在 PCI 期间适当监测活化凝血时间（ACT）指导肝素用量有助于降低出血风险，对于进行

PCI 但没有使用血小板糖蛋白 Ⅱb/Ⅲa 受体抑制剂的患者，ACT 的目标值通常为 300～350s [24]。总之，早期识别高出血风险人群是平衡此类患者 PCI 风险和获益的第一步，个体化评估并优化抗栓、抗凝治疗方案及支架的选择对于降低出血风险具有重要意义。

表 26-1　PCI 高出血风险的主要标准和次要标准 [18]

14 条主要标准

- 预期长期口服抗凝血药
- 严重或终末期慢性肾病（eGFR ＜ 30ml/min）
- 中度或重度贫血（血红蛋白＜ 110g/L）
- 6 个月内发生需要住院和（或）输血的自发性出血（或反复发作）
- 慢性出血性体质
- 中度或重度血小板减少症（＜ 100×10^9/L）
- 肝硬化伴门静脉高压
- 过去 12 个月内存在活动性恶性肿瘤
- 颅内出血史者
- 12 个月内存在创伤性颅内出血者
- 已知的脑动静脉畸形者
- 过去 6 个月内有中度或重度卒中者
- 最近 30d 内的大手术或创伤
- 计划在 DAPT 期间进行大手术者

6 条次要标准

- 年龄≥ 75 岁
- 中度慢性肾病（eGFR 30～59ml/min）
- 轻度贫血（男性 Hb=110～129g/L，女性 Hb=110～119g/L）
- PCI 前 6～12 个月发生需要住院和（或）输血的自发性出血
- PGI 术后长期应用非甾体抗炎药与类固醇类
- PCI 前超过 6 个月的缺血性卒中者

（张　峻　著，柳志红　审）

参考文献

[1] Feit F, Voeltz MD, Attubato MJ, et al. Predictors and impact of major hemorrhage on mortality following percutaneous coronary intervention from the REPLACE-2 Trial [J]. Am J Cardiol, 2007(100):1364.

[2] Kinnaird TD, Stabile E, Mintz GS, et

al. Incidence, predictors, and prognostic implications of bleeding and blood transfusion following percutaneous coronary interventions [J]. Am J Cardiol, 2003(92): 930.

[3] Baklanov DV, Kim S, Marso SP, et al. Comparison of bivalirudin and radial access across a spectrum of preprocedural risk of bleeding in percutaneous coronary intervention:analysis from the national cardiovascular data registry [J]. Circ Cardiovasc Interv, 2013(6):347.

[4] Hatjipetrou A, Anyfantakis D, Kastanakis M. Rectus sheath hematoma:a review of the literature [J]. Int J Surg, 2015(13):267.

[5] Levine MN, Raskob G, Landefeld S, et al . Hemorrhagic complications of anticoagulant treatment [J]. Chest 2001(119):108S.

[6] Sunga KL, Bellolio MF, Gilmore RM, et al. Spontaneous retroperitoneal hematoma:etiology, characteristics, management, and outcome [J]. J Emerg Med, 2012(43):e157.

[7] Warren MH, Bhattacharya B, Maung AA, et al. Contemporary management of spontaneous retroperitoneal and rectus sheath hematomas [J]. Am J Surg, 2020(219):707.

[8] Kasotakis G. Retroperitoneal and rectus sheath hematomas [J]. Surg Clin North Am, 2014(94):71.

[9] Salemis NS, Gourgiotis S, Karalis G. Diagnostic evaluation and management of patients with rectus sheath hematoma. A retrospective study [J]. Int J Surg, 2010(8): 290.

[10] Sahu KK, Mishra AK, Lal A, et al. Clinical spectrum, risk factors, management and outcome of patients with retroperitoneal hematoma:a retrospective analysis of 3-year experience [J]. Expert Rev Hematol, 2020(13):545.

[11] Baekgaard JS, Eskesen TG, Lee JM, et al. Spontaneous Retroperitoneal and Rectus Sheath Hemorrhage-Management, Risk Factors and Outcomes [J]. World J Surg, 2019(43):1890.

[12] Çolakoğlu MK, Özdemir A, Kalcan S, et al. Spontaneous abdomen and abdominal wall hematomas due to anticoagulant/antiplatelet use:Surgeons' perspective in a single center [J]. Ulus Travma Acil Cerrahi Derg, 2020(26):50.

[13] Rao SV, Dai D, Subherwal S, et al. Association between periprocedural bleeding and long-term outcomes following percutaneous coronary intervention in older patients [J]. JACC Cardiovasc Interv, 2012 (5): 958.

[14] Suh JW, Mehran R, Claessen BE, et al. Impact of in-hospital major bleeding on late clinical outcomes after primary percutaneous coronary intervention in acute myocardial infarction the HORIZONS-AMI (Harmonizing Outcomes With Revascularization and Stents in Acute Myocardial Infarction) trial [J]. J Am Coll Cardiol, 2011(58):1750.

[15] Lane DA, Philippou H, Huntington JA. Directing thrombin [J]. Blood, 2005(106): 2605.

[16] Taylor JE, Henderson IS, Stewart WK, et al. Erythropoietin and spontaneous platelet aggregation in haemodialysis patients [J]. Lancet, 1991(338):1361.

[17] Smith KJ, Bleyer AJ, Little WC, et al. The cardiovascular effects of erythropoietin [J]. Cardiovasc Res, 2003(59):538.

[18] Urban P, Mehran R, Colleran R, et al. Defining High Bleeding Risk in Patients Undergoing Percutaneous Coronary Intervention [J].

Circulation, 2019(140): 240.

[19] Valgimigli M, Patialiakas A, Thury A, et al. Zotarolimus-eluting versus baremetal stents in uncertain drug-eluting stent candidates [J]. J Am Coll Cardiol, 2015(65):805.

[20] Ariotti S, Adamo M, Costa F, et al. Is Bare-metal stent implantation still justifiable in high bleeding risk patients undergoing percutaneous coronary intervention?:A pre-specified analysis from the ZEUS trial [J]. JACC Cardiovasc Interv, 2016(9):426.

[21] Urban P, Meredith IT, Abizaid A, et al. Polymer-free drug-coated coronary stents in patients at high bleeding risk [J]. N Engl J Med, 2015(373):2038.

[22] Varenne O, Cook S, Sideris G, et al. Drug-eluting stents in elderly patients with coronary artery disease (SENIOR):a randomised single-blind trial [J]. Lancet, 2018(391):41.

[23] Levine GN, Bates ER, Bittl JA, et al. 2016 ACC/AHA guideline focused update on duration of dual antiplatelet therapy in patients with coronary artery disease:A report of the american college of cardiology/american heart association task force on clinical practice guidelines [J]. J Am Coll Cardiol, 2016(68):1082.

[24] Ducas J, Chan MC, Miller A, et al. Immediate protamine administration and sheath removal following percutaneous coronary intervention:a prospective study of 429 patients [J]. Catheter Cardiovasc Interv, 2002(56):196.

学术盛宴——心血管疑难重症罕见病会议

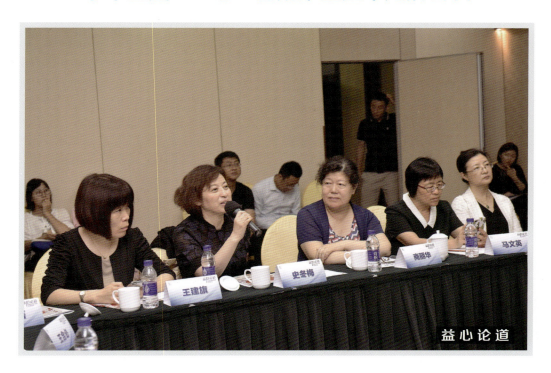

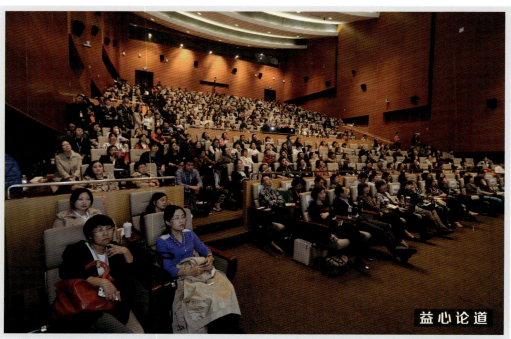